Pamei Jenthuilu
Rajnish Aggarwal
Sandeep Kumar

Papel Da Distância Interarcos No Tratamento Protético

Pamei Jenthuilu
Rajnish Aggarwal
Sandeep Kumar

Papel Da Distância Interarcos No Tratamento Protético

"A distância interarcos: A chave para a harmonia oclusal"

ScienciaScripts

Imprint

Cover image: www.ingimage.com

This book is a translation from the original published under ISBN 978-620-8-11695-8.

Publisher:
Sciencia Scripts
is a trademark of
Dodo Books Indian Ocean Ltd. and OmniScriptum S.R.L publishing group

120 High Road, East Finchley, London, N2 9ED, United Kingdom
Str. Armeneasca 28/1, office 1, Chisinau MD-2012, Republic of Moldova, Europe
Printed at: see last page
ISBN: 978-620-8-16143-9

ÍNDICE

INTRODUÇÃO

A função mastigatória é uma atividade especializada que requer a coordenação da atividade neural e muscular e os dentes na cavidade oral desempenham um papel vital, no entanto, o número de dentes, a posição dos dentes também é importante para uma mastigação eficaz, pelo que, quando o dente é perdido/removido e não é reabilitado protéticamente durante um longo período de tempo, levará à supraerupção do dente oposto, diminuindo assim o espaço interoclusal[1].

Com o passar do tempo, as áreas edêntulas não restauradas podem levar à deriva, inclinação, rotação e supraerupção dos dentes vizinhos e/ou opostos[2-4]. A extrusão dos dentes opostos, em combinação com a extrusão alveolar das áreas edêntulas, reduz o espaço necessário para a confeção de uma prótese fixa ou removível quando as áreas edêntulas estão presentes na maxila[5]. Clinicamente, tem sido relatado que os dentes não opostos são propensos à sobre-erupção, o que pode criar interferências oclusais[6].

Como resultado de uma dentição anterior desgastada, a mandíbula tende a ser habitualmente localizada mais anteriormente. Ao registar a diferença na posição horizontal da mandíbula quando esta se encontra em relação cêntrica e em máxima intercuspidação, pode obter-se um espaço horizontal inter-incisal. Esse espaço pode ser utilizado para proporcionar um espaço adequado para a restauração dos dentes anteriores[7]. A recuperação do espaço interoclusal perdido é um requisito para o sucesso do tratamento protético nesses casos[3,4,8-10]. O manejo protético do edentulismo parcial pode ser desafiador com a presença de espaço interoclusal limitado[2-4]. A análise da distância inter-arcos existente é um dos primeiros passos que deve ser realizado no planeamento da restauração de dentes em falta numa boca parcialmente edêntula[11].

A identificação precoce da falta de espaço evitaria complicações na conceção e construção de uma prótese parcial fixa (FPD) ou de uma prótese parcial removível (RPD) para uma boca parcialmente edêntula[12-14].

O espaço interarcos é definido como a distância vertical entre as arcadas dentadas ou edêntulas da maxila e da mandíbula e é crucial para determinar as próteses a utilizar em cada situação clínica. O espaço interarcos mínimo para uma prótese fixa é de 9-10 mm[15].

Por outro lado, o espaço interarcos é necessário para proporcionar uma função, estética e fonética adequadas aos pacientes[16].

É necessário um mínimo de 8-10 mm de espaço interarcos na região anterior e um mínimo de 7 mm de espaço na região posterior para próteses de implantes fixos. Para uma prótese removível, é necessário um mínimo de 12 mm de espaço[16].

As sobredentaduras requerem mais espaço interarcos para incluir todos os componentes protéticos: as âncoras (unitárias ou do tipo barra), os elementos de retenção, a estrutura de reforço, a resina de revestimento cor-de-rosa e os dentes protéticos. Um espaço insuficiente causará fraqueza estrutural da prótese, o que pode levar a fracturas. A literatura recomenda um espaço mínimo de 13-14 milímetros para overdentures em barra e 9-12 milímetros quando se utilizam âncoras unitárias. Considera-se que, para o correto desempenho das âncoras unitárias a médio e longo prazo, não devem existir divergências angulares significativas entre elas. No entanto, o padrão de reabsorção centrípeta da maxila torna muitas vezes muito difícil a colocação de implantes sem desvios significativos, o que leva frequentemente à necessidade de próteses suportadas por barras, o que exige mais espaço interarcos[15].

A distância interarcos é uma consideração crucial na prótese dentária, uma vez que ajuda a determinar a altura adequada para restaurações dentárias como coroas, pontes e próteses. A distância interarcos adequada é essencial para obter uma oclusão (mordida) equilibrada e funcional, assegurando que o paciente pode falar, comer e realizar as actividades diárias confortavelmente.

UMA CLASSIFICAÇÃO DA RELAÇÃO ENTRE OS REBORDOS ALVEOLARES INTERARCOS

✓ Os defeitos do rebordo alveolar resultantes da perda de dentes, traumatismo, doença periodontal ou lesões congénitas requerem frequentemente uma correção antes da terapia com implantes dentários.

✓ As numerosas classificações propostas para descrever os defeitos do rebordo alveolar limitaram-se a descrever as relações intra-arco.

✓ Fornecer informações suficientes sobre a relação do rebordo alveolar alveolar (interarcos) da mandíbula para a tomada de decisões de tratamento restaurador e cirúrgico.

✓ A classificação do rebordo alveolar interarcos inclui:

I. Relação normal entre os rebordos alveolares interarcos.
II. Relação do rebordo alveolar interarcos de classe 1.
III. Relação do rebordo alveolar interarcos de classe 2.
IV. Relação do rebordo alveolar interarcos de classe 3.

1) Relação normal entre os rebordos alveolares interarcos:

Uma relação normal entre os rebordos alveolares interarcos representa um alinhamento bucolingual adequado e uma dimensão vertical apicocoronal equilibrada entre os rebordos maxilar e mandibular, assegurando contactos oclusais e simetria ideais.

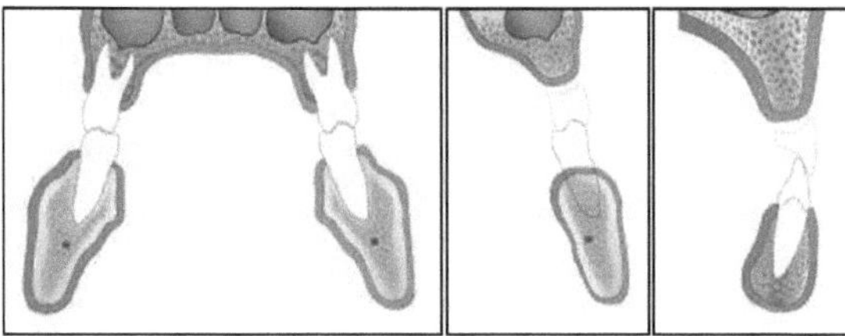

Fig: Relação normal do rebordo alveolar interarcos. (centro) Secções posterior e (direita) anterior de um alvéolo normal.

2) Relação interarcal de classe 1

A relação de Classe I do rebordo alveolar interarcos representa uma discrepância na direção vestibulolingual entre a relação do rebordo alveolar maxilar e mandibular e a relação normal do rebordo apicocoronal.

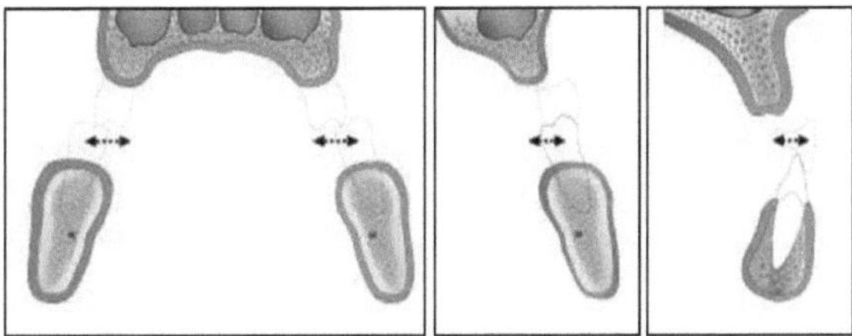

Fig: Relação interarcos de classe I - discrepância horizontal. (centro) Secções posterior e (direita) anterior de uma relação interarcos de classe 1.

3) Relação inter-arcos de classe II

A relação de Classe II do rebordo alveolar interarcos representa uma discrepância na direção apicocoronal entre a relação do rebordo alveolar maxilar e mandibular e a relação normal do rebordo vestibulolingual.

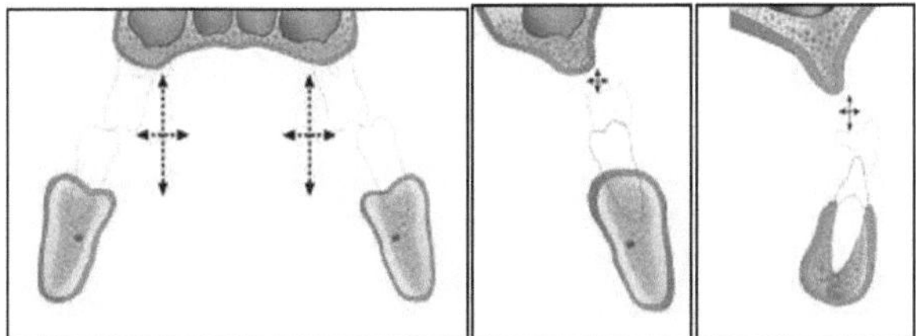

Fig: Relação interarcos de Classe II - discrepância vertical. (centro) Secções posterior e (direita) anterior de uma relação interarcos de Classe II.

4) Relação inter-arcos de classe III

A relação de Classe III do rebordo alveolar interarcos é uma combinação das discrepâncias das direcções apicocoronal e buco-lingual entre a relação dos rebordos alveolares maxilar e mandibular.

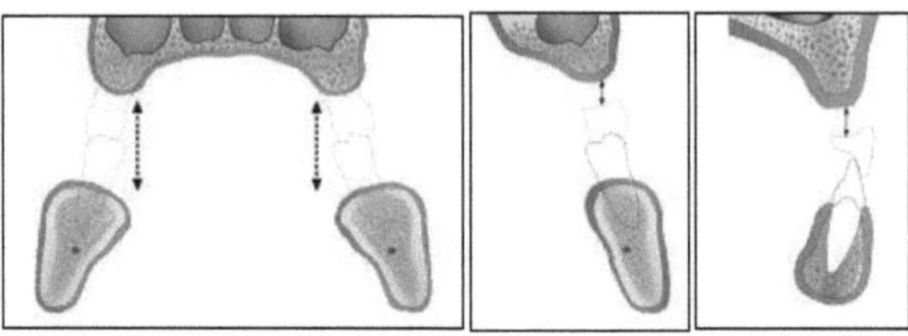

Fig: Relação interarcos de classe III - discrepâncias horizontais e verticais. (centro) Secções posterior e (direita) anterior de uma relação interarcos de classe 3

PAPEL DA DISTÂNCIA INTERARCOS NA PRÓTESE COMPLETA

O papel do espaço interarcos é crucial no fabrico e funcionamento das próteses completas em vários aspectos e inclui:

1. **Dimensão Vertical de Oclusão (VDO):** O espaço interarcos ajuda a determinar a dimensão vertical de oclusão, que é a distância entre a maxila e a mandíbula quando os dentes estão em contacto durante a função. Estabelecer a DVO correta é essencial para uma estética, fonética e funcionalidade geral adequadas das próteses completas.

2. **Estética e harmonia facial:** O espaço interarcos desempenha um papel importante na obtenção de harmonia facial e estética natural. As próteses corretamente concebidas que têm em conta o espaço interarcos contribuem para um sorriso equilibrado e esteticamente agradável.

3. **Fala e fonética:** A dimensão vertical, influenciada pelo espaço interarcos, tem um impacto na fala e na fonética. A manutenção de um espaço interarcos adequado ajuda a obter uma articulação correta e clareza de discurso para o utilizador da prótese.

4. **Função muscular e conforto:** Os músculos da mastigação e outros músculos orais funcionam de forma óptima dentro de um espaço interarcos específico. A criação de próteses que respeitem este espaço assegura que o doente pode mastigar e falar confortavelmente sem esforço excessivo nas estruturas de suporte.

5. **Estabilidade e retenção:** O espaço interarcos correto é essencial para alcançar a estabilidade e a retenção das próteses completas. Uma oclusão e uma relação interarcos bem concebidas contribuem para a capacidade da prótese se manter no lugar durante a função, proporcionando conforto e confiança ao doente.

6. **Saúde das articulações:** O espaço interarcos também tem implicações para a saúde das articulações temporomandibulares (ATM). Uma relação interarcos bem equilibrada ajuda a minimizar o stress sobre a ATM, reduzindo o risco de problemas relacionados com as articulações e o desconforto para o utilizador da prótese.

7. **Tónus muscular e apoio facial:** O espaço interarcos influencia o tónus dos músculos da face e da cavidade oral. As dentaduras corretamente concebidas ajudam a manter um tónus muscular adequado, proporcionando apoio aos tecidos faciais e evitando um aspeto colapsado.

Espaço interarcos e seu significado clínico:

1. Medição e registo:

- A quantidade de espaço interarcos deve ser medida e documentada com exatidão.

2. Impacto do excesso de espaço:

- Um aumento do espaço interarcos está frequentemente associado a uma reabsorção excessiva do rebordo residual.

- Resulta numa diminuição da retenção e estabilidade da prótese.

3. Desafios com espaço reduzido:

- O espaço interarcos reduzido coloca desafios na disposição dos dentes.

- Apesar das dificuldades, a estabilidade da prótese é melhorada devido à diminuição das forças de alavanca.

Classificação do espaço inter-arcos:

I.Classe 1 - Espaço inter-arcos normal.

II. Classe 2 - Aumento do espaço devido a reabsorção do rebordo.

III. Classe 3 - Espaço reduzido, exigindo um arranjo cuidadoso dos dentes para estabilidade.

1. Classe 1: espaço interarcos ideal para acomodar os dentes artificiais.

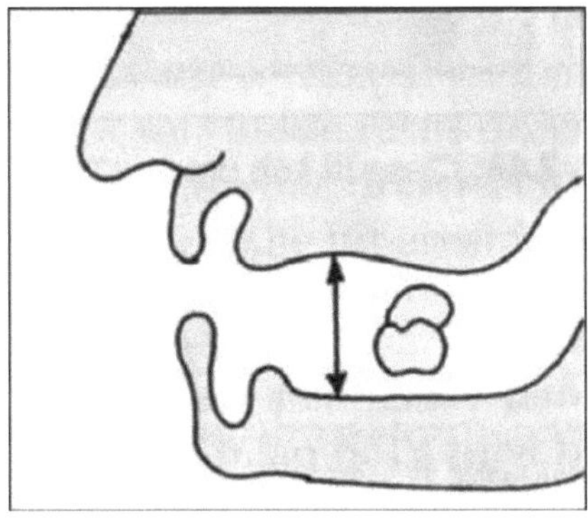

2. **Classe 2: Espaço interarcos excessivo.**

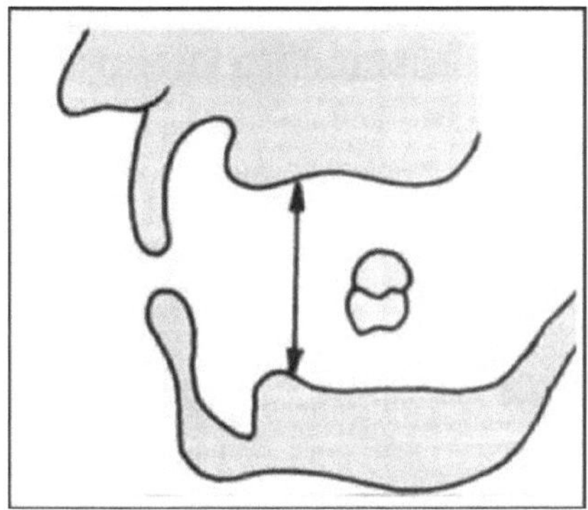

3. **Classe 3: Espaço interarcos insuficiente para acomodar os dentes artificiais.**

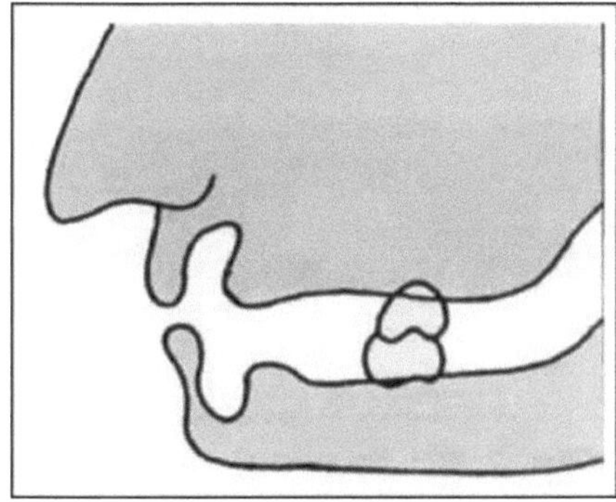

A escolha da prótese para casos com distância interarcos excessiva ou reduzida pode ter um impacto significativo no sucesso da reabilitação protética.

1)DISTÂNCIA INTERARCAL EXCESSIVA

Prótese indicada: Dentadura completa maxilar oca Fundamentação:

1. **Redução do peso**: Uma distância inter-arcos excessiva resulta frequentemente numa prótese maxilar pesada, o que pode reduzir ainda mais a retenção e o conforto do paciente. Uma prótese completa maxilar oca é indicada nestes casos, uma vez que reduz significativamente o peso da prótese.

2. **Retenção melhorada**: Ao diminuir o peso, a retenção da prótese é melhorada, tornando-a mais estável e confortável para o paciente.

3. **Funcionalidade melhorada**: Uma prótese mais leve é mais fácil de manusear para o

doente, melhorando a mastigação e a fala.

4. **Preservação dos tecidos**: Um peso reduzido significa uma menor pressão sobre os tecidos subjacentes, ajudando a preservar as cristas residuais e evitando novas reabsorções.

APRESENTAÇÃO DE CASOS

A reabsorção da crista residual, que ocorre mais rapidamente na arcada mandibular em comparação com a arcada maxilar, apresenta desafios significativos no fabrico de próteses completas maxilares, particularmente em casos com uma grande distância inter-arcos. O peso de uma prótese maxilar convencional pode comprometer ainda mais a sua retenção, exacerbando as dificuldades dos pacientes com cristas severamente reabsorvidas. Este relatório clínico apresenta uma técnica de fabrico de uma prótese completa maxilar oca concebida para resolver estes problemas. Ao reduzir o peso da prótese, a prótese oca melhora a retenção e o conforto do paciente, ao mesmo tempo que atenua os efeitos adversos da reabsorção do rebordo residual.

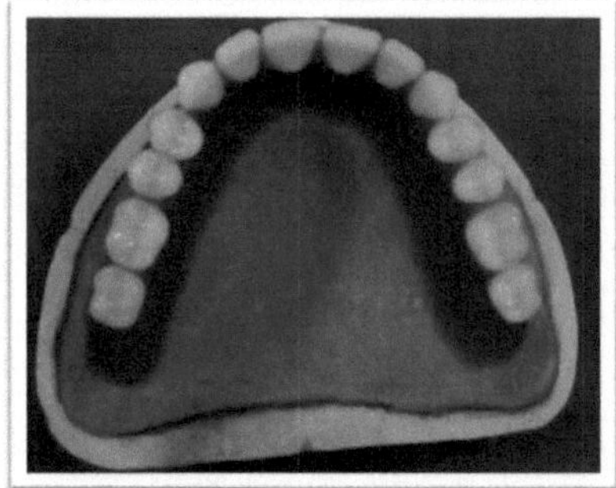

Fig: Prótese maxilar de prova selada ao molde definitivo indexado

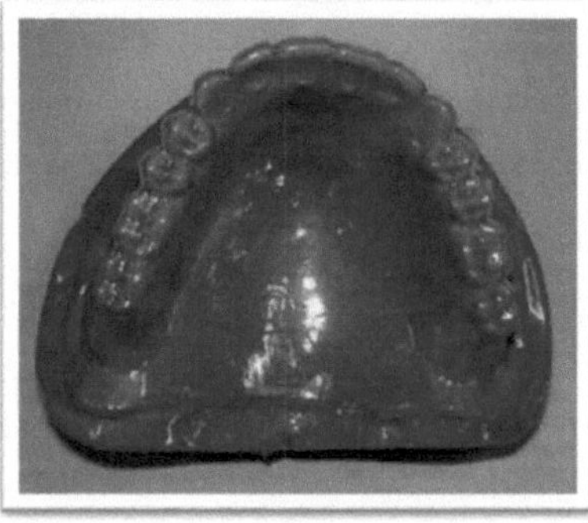

Fig:Modelo adaptado num molde de prótese de ensaio duplicado

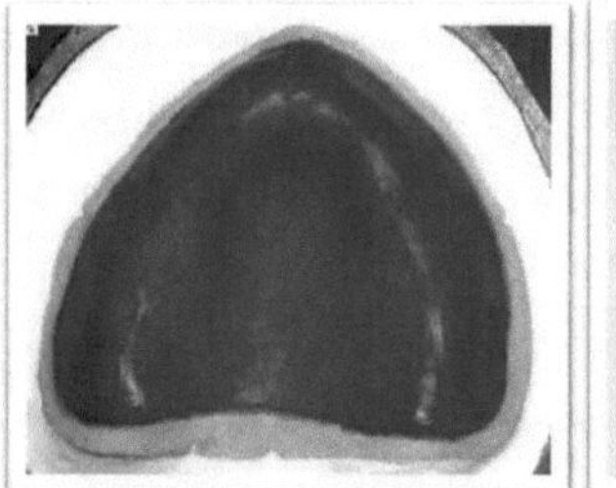
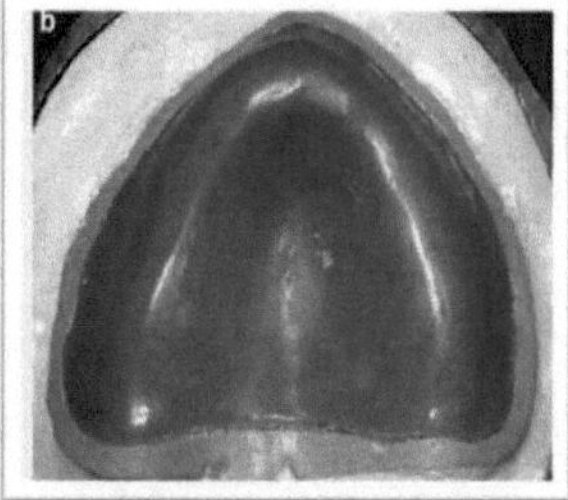

Fig: Placa de base em cera adaptada sobre a pedra fundida e base de registo térmico processado

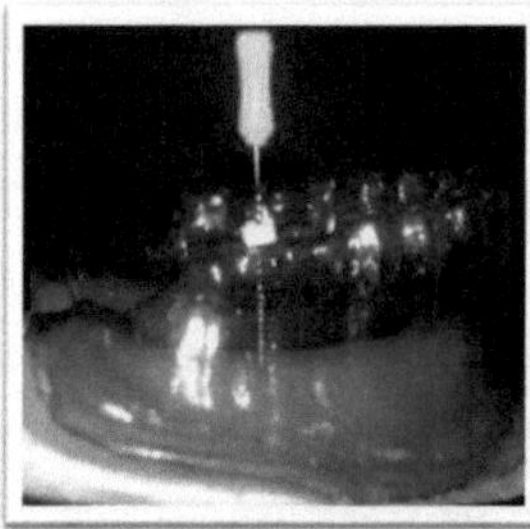
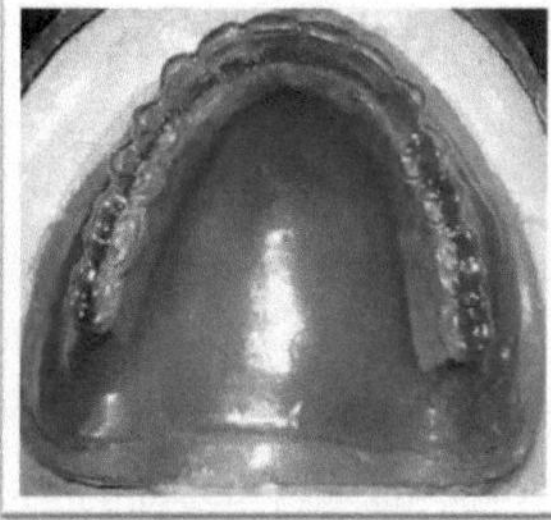

Fig: Lima utilizada para medir o espaço entre a matriz e a base e massa de vidraceiro adaptada e moldada para aproximar os contornos da matriz.

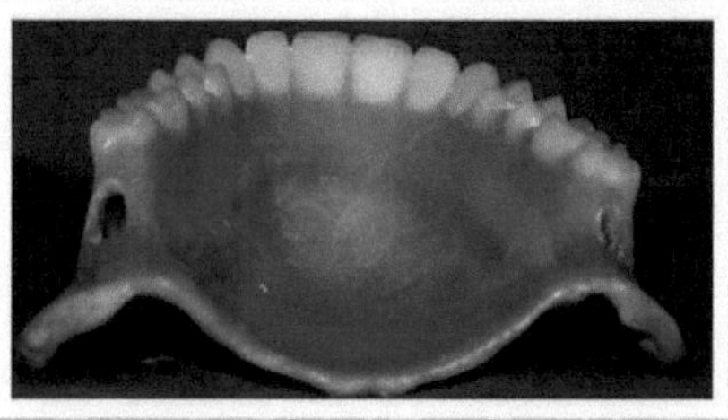

Fig: Prótese maxilar com aberturas

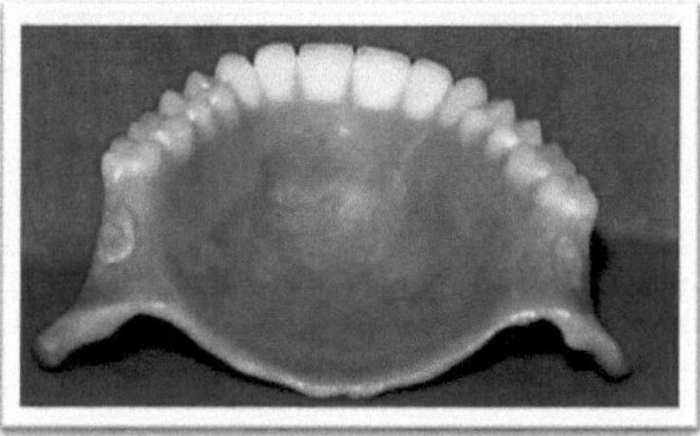

Fig: A prótese concluída

O processo de fabrico envolve a criação da prótese até à fase de prova de forma convencional, utilizando depois uma matriz transparente e massa de polissiloxano vinílico como espaçadores para garantir uma espessura uniforme da resina acrílica. A prótese é processada com estes espaçadores no lugar e, após a conclusão, a massa é cuidadosamente removida através de aberturas estrategicamente colocadas, que são depois seladas. Este método minimiza o risco de fugas e permite a verificação da integridade da vedação através de uma janela de resina transparente. Embora o procedimento seja demorado e a prótese oca resultante seja mais propensa a fracturas, os benefícios em termos de peso reduzido e retenção melhorada tornam-na uma opção viável para os pacientes com cristas severamente reabsorvidas e distância inter-arcos aumentada. Em geral, a técnica da prótese total maxilar oca oferece uma solução prática para os desafios colocados por maxilares gravemente atróficos. Ao reduzir efetivamente o peso da prótese, esta abordagem não só melhora a retenção como também ajuda a preservar os tecidos e o osso subjacentes, evitando a transmissão de forças prejudiciais que estariam associadas a uma prótese convencional mais pesada. Apesar das suas complexidades, as vantagens da técnica em termos de conforto do paciente e longevidade da prótese sublinham o seu valor na medicina dentária protética avançada.

2)MENOR DISTÂNCIA INTER-ARCOS:

Próteses com superfície oclusal metálica:

O desgaste das superfícies oclusais dos dentes acrílicos de uma prótese completa com o seu uso durante um período de tempo é um fenómeno comum. Outros factores que levam ao desgaste dos dentes da prótese são algumas forças incondicionais e os hábitos alimentares dos pacientes desdentados. Após uma inserção bem sucedida da prótese completa com dentes acrílicos, as próteses foram retiradas do paciente e as superfícies oclusais foram modificadas com metal fundido utilizando a técnica da cera perdida. As restaurações finais foram cimentadas nos dentes de plástico preparados.

Uma preocupação estética para todas as técnicas que defendem a utilização de superfícies oclusais metálicas é o facto de o metal ser visível ao sorrir e ao falar. A aplicação de um ligeiro jato de areia sobre o metal pode reduzir a quantidade de luz reflectida, tornando assim o metal menos percetível.

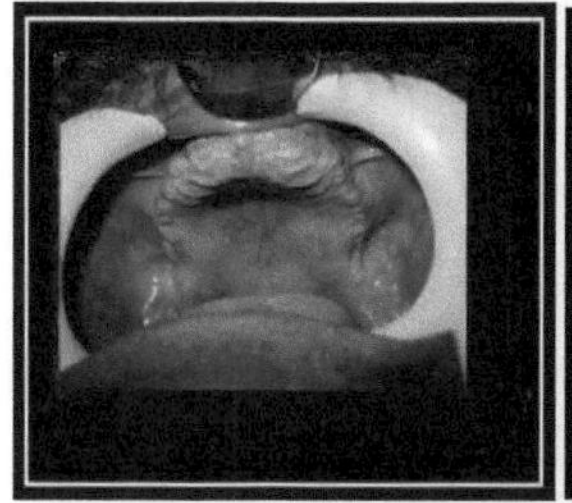
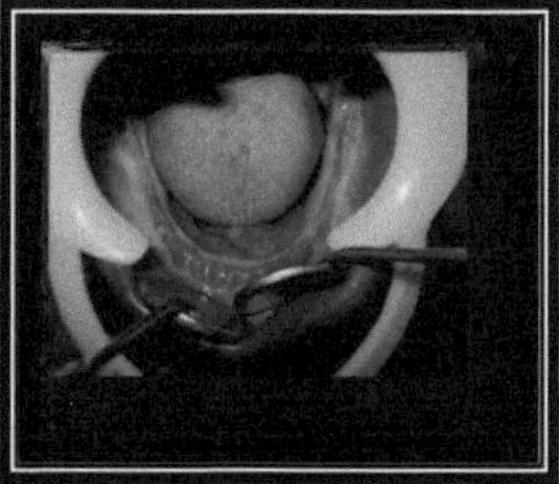

Fig: Crista maxilar e mandibular

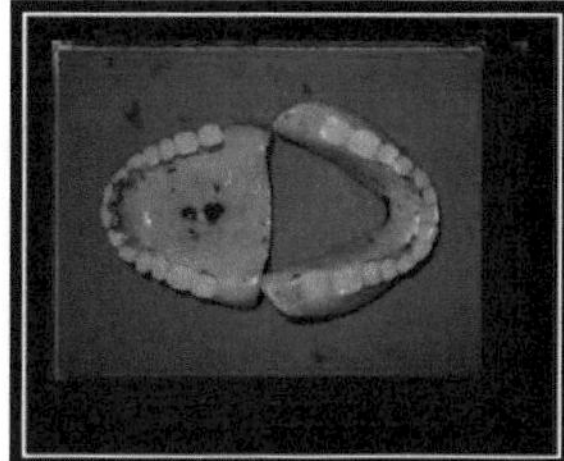
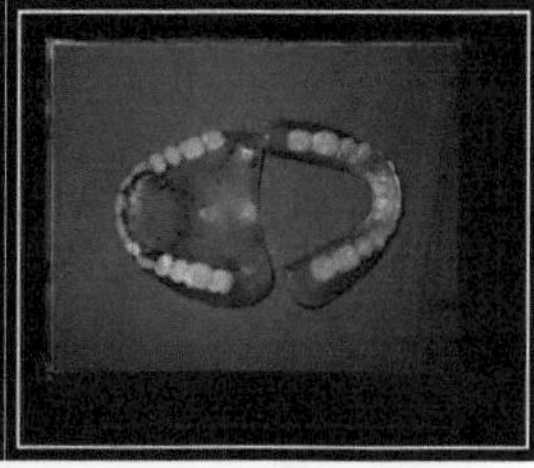

Fig: Conjuntos de próteses anteriores

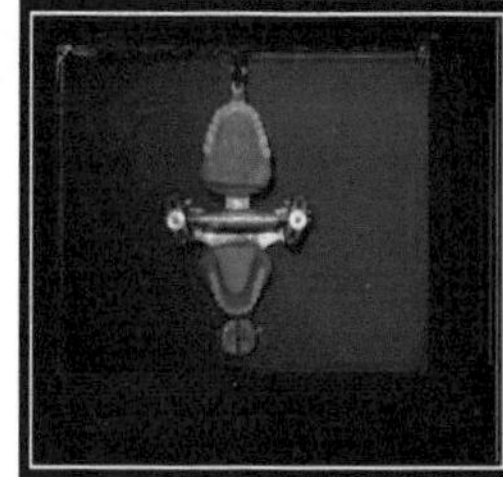
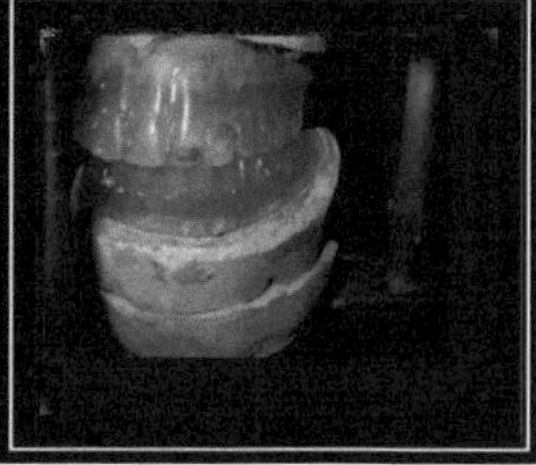

Fig: Novas próteses articuladas

Fig: Deteção duplicada

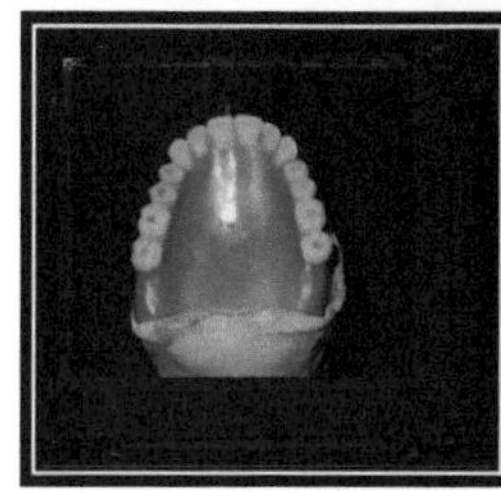
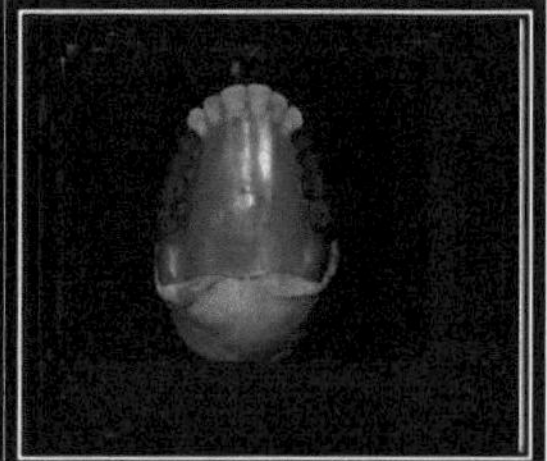

Fig: Superfícies oclusais preparadas

Fig: Padrões de cera da prótese Max.

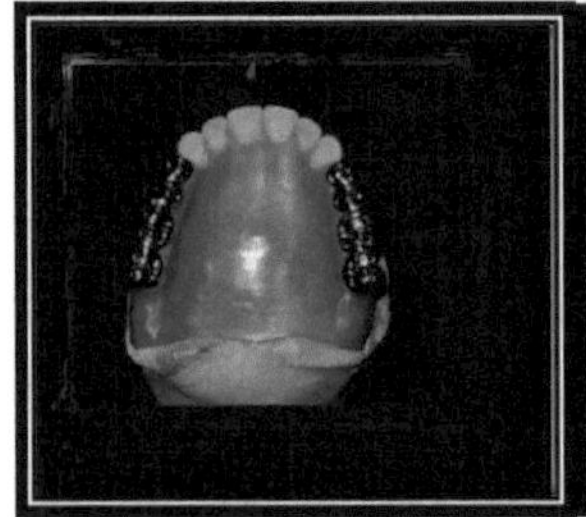

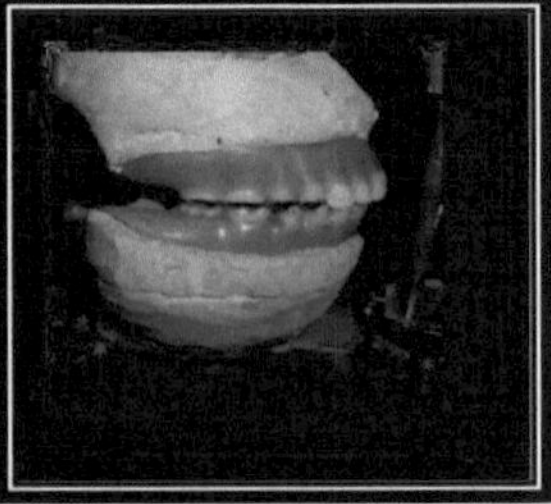

Fig: Cimentação de peças fundidas

Fig: Ajustamento oclusal

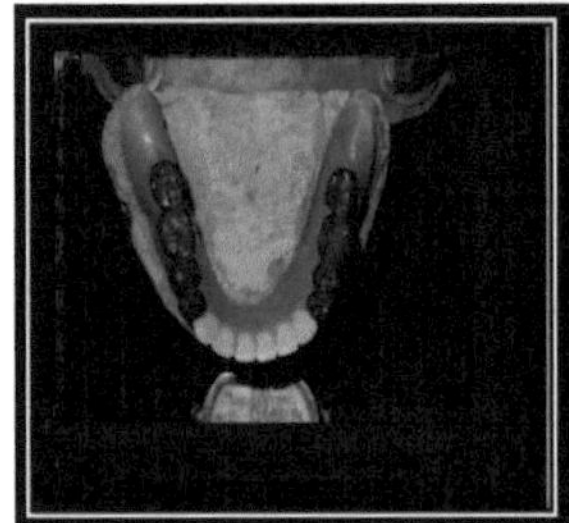

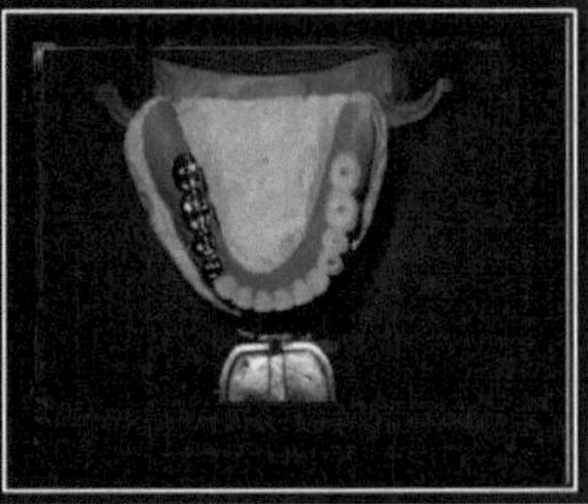

Fig: Padrão de cera

Fig: Oclusal preparada

superfície do mand. Dentadura

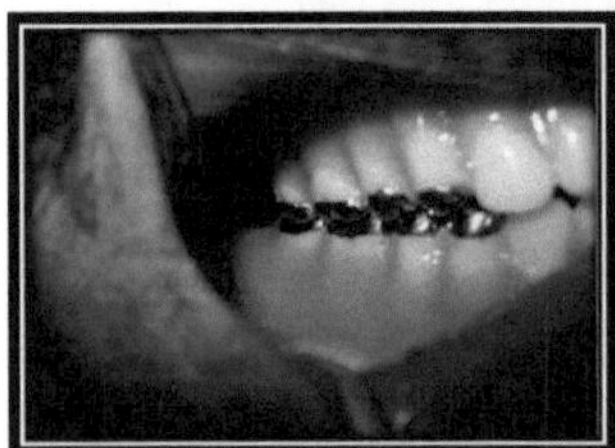

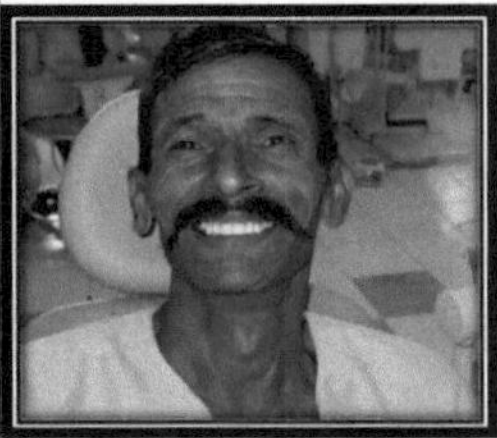

Fig: Dentaduras colocadas

Fig: Vista pós-operatória

PAPEL DO ESPAÇO INTERARCOS NA PRÓTESE PARCIAL REMOVÍVEL:

A distância interarcos, ou espaço interoclusal, é essencial para o desenho e funcionalidade das próteses parciais removíveis (RPDs), uma vez que determina a adequação do espaço para o fabrico e inserção. O espaço vertical suficiente é crucial para acomodar a estrutura da prótese parcial removível, os dentes artificiais e os encaixes sem afetar os dentes opostos ou os tecidos moles.

A distância inter-arcos influencia significativamente a construção de uma estrutura estável, o alinhamento adequado dos dentes artificiais, a seleção de attachments e clasps e os aspectos funcionais gerais da PRD. Os clínicos devem avaliar e gerir cuidadosamente a distância interarcos para garantir uma prótese dentária bem ajustada, funcional e confortável, contribuindo assim para o sucesso protético e a satisfação do paciente.

A distância interarcos na área da crista edêntula posterior é por vezes reduzida pelo desgaste dos dentes naturais remanescentes e/ou pela extrusão dos dentes opostos[13].

O padrão de perda dentária está a evoluir na população, com mais indivíduos a manterem os seus dentes naturais até à idade avançada. Esta dentição prolongada leva frequentemente à perda de dentes posteriores, deixando antagonistas sem oposição. Os dentistas restauradores observam frequentemente uma redução notável do espaço interoclusal após a extração de um dente oposto[21].

Kiliaridis et al.[22] Estudo de Overeruption (2000): Nesse estudo, Kiliaridis et al. constataram que 24% dos dentes sem oposição apresentaram sobreerupção maior que 2 mm, com um total de 82% apresentando algum grau de sobreerupção. Investigação de Smith sobre os efeitos da extração do segundo molar superior[23]: Smith explorou as consequências da extração dos segundos molares superiores na posição do segundo molar inferior, particularmente em pacientes com extrações ortodônticas. Foi observada uma sobre-erupção significativa, principalmente no aspeto distal dos dentes. Isso está de acordo com os achados de Kaplan[24] sobre dentes supra-erupcionados que exibem tanto o componente vertical quanto o horizontal.

Ao planear o tratamento de pacientes parcialmente edêntulos, o dentista é confrontado com uma miríade de combinações de espaços edêntulos e dentes remanescentes. A tendência de aumento da retenção dentária relacionada com a idade sugere que as coortes parcialmente edêntulas serão mais velhas do que antes e provavelmente menos dispostas do que as pessoas mais jovens a esse tratamento com próteses parciais fixas extensas suportadas por dentes ou implantes (FPD)[25].

Como consequência das alterações na cavidade oral ao longo do tempo, o planeamento do tratamento para as próteses parciais removíveis torna-se altamente complexo. Em algumas circunstâncias, a posição dos dentes n a dentição remanescente pode apresentar desafios na conceção de próteses parciais. Assim, é necessário rever as modalidades de tratamento disponíveis quando nos deparamos com dentições difíceis para restaurar a função, a saúde e a estética nesses casos[26]

Conceção de próteses parciais removíveis em torno de dentições difíceis:

Dentes demasiado erupcionados:

Problemas criados por dentes sobredentados:

- Perturbação do plano oclusal
- Espaço insuficiente na zona do selim

As soluções de design para dentes sobredentados são:

I. Nenhuma modificação do dente sobreerupcionado

1. Espaço interarcos aceitável

Trabalhar em torno de dentes sobredentados que podem resultar num plano oclusal irregular.

2.Espaço inter-arcos inadequado

a. Reposição na mesma dimensão vertical: Placa de impacto -.

Uma prótese com uma base de crómio-cobalto pode ser concebida de modo a não ter um dente artificial nesta área[27]. Aggarwal S. et al[28] e Wakabayashi N. et al[13] publicaram relatos de casos em que utilizaram um pôntico totalmente metálico ou um pôntico metálico com revestimento de resina. Sugerem a fundição da estrutura da prótese parcial fundida e do pôntico numa só peça devido à falta de espaço interarcos suficiente que impede a utilização convencional de dentes de acrílico.

O desgaste excessivo dos dentes, por vezes, reduz o espaço interarcos tão severamente que a colocação de uma prótese parcial removível é impossível. Além disso, é necessária a restauração e reabilitação do resto da dentição, uma vez que o desgaste excessivo pode levar a desarmonia oclusal, distúrbios pulpares, comprometimento da estética, mastigação e fala.

Nestes casos, deve ser identificada a causa do desgaste e da perda da dimensão vertical de oclusão. Em muitos casos, a dimensão vertical de oclusão (DVO) é mantida pela erupção dentária e pelo crescimento do osso alveolar. Kokate S. et al[29] e Kamble VD et al30 reabilitaram uma dentição parcial severamente desgastada com uma combinação de próteses dentárias fixas e removíveis, após uma avaliação cuidadosa e alteração da DVO.

II. Necessidade de modificação dos dentes sobredentados

1. Redução do dente sobreerupcionado
a. Enameloplastia
b. Tratamento intencional do canal radicular com restauração de faceta completa - Em alinhamento com a oclusão do dente adjacente.
c. Modificação de um dente sobreerupcionado num pilar de sobredentadura
2. Intrusão ortodôntica
3. Extração do dente

Dentes inclinados

1. A inclinação mesiodistal dos dentes no espaço edêntulo leva à criação de uma grande região de rebaixamento adjacente à sela, resultando em grandes áreas de estagnação em torno dos pilares, onde a estrutura do dente e a integridade periodontal são de grande importância29.

Um apoio oclusal de uma prótese colocado na superfície oclusal do dente mais próximo da sela pode significar que o dente é carregado desfavoravelmente. Algumas das soluções para trabalhar com dentes inclinados são as seguintes:

1. A inclinação do dente é aceitável - Aconselhar a manutenção da higiene oral, uma vez que a junção entre a prótese e o lado titulado do pilar irá quase de certeza criar uma área de estagnação que resultará numa acumulação significativa de placa bacteriana.
2. Se não houver conflito de espaço com uma dentição oposta - desenhe o descanso oclusal de modo a que uma área ampla do dente seja coberta[29]. Pequenas modificações do pilar podem ainda ajudar a reduzir quaisquer áreas de estagnação, prestando muita atenção à trajetória de inserção da prótese.
3. Realinhamento ortodôntico
4. Extração do dente

II. Inclinação bucopalatal/ bucolingual

As soluções possíveis neste domínio incluem:

1. Enameloplastia

2. Modificar o caminho de inserção: Se os dentes com inclinação facial estiverem localizados apenas num lado da arcada, uma pequena modificação da inclinação do molde e, consequentemente, da trajetória de inserção da prótese parcial removível, pode proporcionar um resultado aceitável[31].

3. Levantamento e bloqueio dos cortes inferiores.

4. Prótese parcial removível com flanges de resina flexíveis ou prótese parcial removível flexível.

5. Modificação do desenho e da estrutura da prótese parcial: Os dentes posteriores mandibulares apresentam frequentemente uma inclinação lingual significativa. A ausência de rebaixos faciais nesses dentes significa que a retenção lingual deve ser usada. Uma vez que os grampos infrabulge não se prestam a tais aplicações, os grampos suprabulge são utilizados na esmagadora maioria destes casos[31].

Esses grampos suprabuldge mais curtos e rígidos podem exercer forças destrutivas e comprometer a saúde dos pilares associados. A inclinação lingual dos dentes em ambos os lados da arcada mandibular também pode resultar num conetor principal que se afasta dos tecidos moles linguais e invade o espaço da língua. Isto resulta na interferência da língua e num espaço indesejável onde se podem acumular alimentos e detritos.

Quando as inclinações linguais dos dentes remanescentes não podem ser corrigidas, impedindo a colocação de um conetor de barra lingual convencional, pode ser utilizado um conetor maior de barra labial[32]. Chan M. et al[33] sugeriram o uso de uma prótese parcial removível swing lock quando os pilares terminais têm contornos desfavoráveis.

Dentes desviados

Os dentes adjacentes a um espaço edêntulo podem, em algumas circunstâncias, deslocar-se para a frente ou para trás num espaço edêntulo. As opções possíveis seriam:

1. Aceitação de um pequeno espaço entre os dentes naturais.

2. Extensão de parte da base da prótese para o espaço, através de uma fixação adequada aos dentes adjacentes, de modo a que as áreas de estagnação sejam reduzidas ao mínimo.

3. Movimentação ortodôntica ou extração

sobremordida e sobressaliência Incisal

Uma sobremordida aumentada pode criar um problema difícil quando os incisivos inferiores estão em contacto com os tecidos moles palatinos. As soluções para esta dificuldade dependerão do padrão de perda dentária.

I. Próteses parciais que não contêm dentes artificiais na região anterior

Quando apenas os dentes posteriores estão a ser substituídos, o conetor pode ser concebido de forma a ficar livre desta área.

II. Próteses parciais com dentes artificiais anteriores

1. A resina acrílica é suscetível de rachar ou fraturar quando a sua espessura é inadequada. Uma placa de base de crómio-cobalto incorporada nesta região oferece propriedades superiores a este respeito.
2. Uma sobremordida profunda pode tornar os dentes artificiais vulneráveis a serem destacados ou fracturados da base da prótese. Em certas situações, pode ser necessário estender a base de crómio-cobalto ao longo dos aspectos palatinos dos dentes artificiais. Isto protege os dentes da prótese de serem cortados da base pela ação dos dentes opostos.

Pode resultar no comprometimento da estabilidade da prótese, uma vez que a prótese pode inclinar-se durante a função, com a parte posterior da prótese a deslocar-se dos tecidos subjacentes.

Para evitar isto, é importante fornecer um fecho o mais afastado possível da sela. Uma abordagem alternativa é tentar reduzir a sobremordida através do posicionamento adequado dos dentes artificiais. Isto resultaria normalmente numa colocação dos incisivos superiores a um nível mais elevado. No entanto, isto significaria que a aparência ficaria comprometida, uma vez que o doente mostraria menos os dentes.

Outra forma de melhorar a estabilidade da prótese seria aumentar a sobressaliência, mas isso aumenta o nível dos lábios. Por conseguinte, tem de ser efectuado um ligeiro ajuste com a sobressaliência e a sobremordida, estabelecendo assim uma orientação anterior adequada e obtendo simultaneamente um resultado estético satisfatório.

3. Prótese parcial removível com flange labial: Nos casos em que as modalidades de tratamento acima referidas não podem ser utilizadas e a mordida profunda é tão grave que, mesmo que seja colocada uma placa fina, os dentes mandibulares atingirão a placa palatina superior e haverá desoclusão posterior, pode ser utilizada uma prótese parcial removível com flange labial[34] .

TRATAMENTO DA INTERAJUDA LIMITADA NA RPD

1) A prótese parcial removível swing-lock:

A prótese swing-lock pode ser utilizada em casos de distância inter-arcos limitada numa prótese parcial removível (RPD) e é também uma opção de tratamento útil para os pacientes que não possuem caraterísticas clínicas para uma retenção adequada da terapia de prótese parcial removível convencional, ou para os pacientes que, por uma variedade de razões, não são adequados para próteses fixas ou próteses implanto-suportadas. O desenho desta prótese incorpora um desenho de prótese parcial removível convencional com um componente "swing-lock" que consiste numa dobradiça metálica pré-formada e acessórios de precisão de bloqueio numa única fundição - uma "dobradiça", uma "porta" e um "fecho" (Figura 1). Este componente adicional é normalmente colocado no sulco labial.

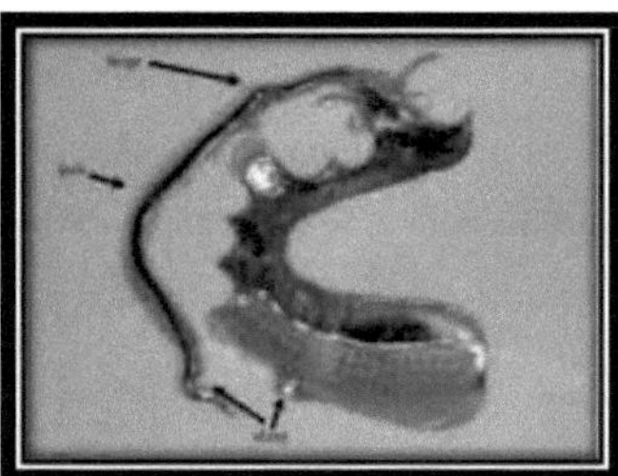

Figura: A prótese parcial removível swing-lock

2) Prótese oclusal metálica de sobreposição

Em muitos casos, verifica-se uma distância interarcos reduzida, resultante da extrusão de dentes antagonistas e/ou do crescimento reduzido do osso alveolar devido à ausência prolongada de dentes naturais sem uma restauração adequada nesta área. Nestas condições, é difícil fabricar uma prótese parcial removível de extremidade livre distal com uma base de resina convencional devido ao espaço insuficiente para a resina da base da prótese, estrutura metálica e dentes artificiais, e o prognóstico a longo prazo da prótese é questionável devido à resistência minimizada da base da prótese. Estes desenhos proporcionam resistência, estética e função mastigatória à prótese, e a base da prótese é conveniente para futuras reparações ou recobrimento da prótese. As próteses parciais removíveis de sobreposição (ORPDs), um subconjunto das sobredentaduras, são frequentemente referidas como uma RPD que tem parte dos seus componentes a cobrir a superfície oclusal dos dentes pilares para os restaurar numa oclusão funcional. Ao contrário das sobredentaduras convencionais, em que apenas alguns milímetros da estrutura dentária coronal dos dentes pilares são deixados supragengivalmente, na situação de ORPD existe normalmente pelo menos um terço ou metade da estrutura dentária remanescente. Esta estrutura dentária remanescente é frequentemente exposta visualmente, contribuindo para um desafio estético, em comparação com a sobredentadura convencional em que os dentes pilares estão completamente cobertos. As ORPDs são mais frequentemente utilizadas como próteses provisórias antes de restaurações fixas de boca inteira ou antes de uma combinação de tratamento de próteses permanentes fixas e amovíveis. Para além da utilização provisória das ORPDS, também podem ser utilizadas como próteses permanentes. O processo de criação de uma prótese removível de sobreposição metálica começou com a realização de uma impressão utilizando borracha de polissulfureto de corpo normal numa moldeira individual, que foi depois vertida com gesso dentário tipo IV para formar um molde mestre. Este molde mestre foi preparado e duplicado com material de impressão de silicone para criar um molde refratário utilizando material de revestimento à base de magnésia. Após o endurecimento, o molde foi montado num articulador semi-ajustável. Um padrão de cera da estrutura da prótese, incluindo a superfície oclusal e as grelhas para a ancoragem bucal de resina acrílica, foi formado no molde, seguido de um revestimento exterior com material Selevest. A estrutura foi então fundida em titânio comercialmente puro (KS5O, Kobelco), utilizando uma máquina de fundição centrífuga com um desenho de arco elétrico. Após o polimento mecânico da estrutura de titânio, foi processada uma resina acrílica de base de prótese activada pelo calor para completar a área do bordo vestibular. Assim que a prótese foi colocada na boca do paciente, o ajuste e a oclusão foram verificados através de inspeção visual, feedback do paciente e papel de articulação, assegurando uma espessura mínima da superfície oclusal de titânio de 0,3 mm.

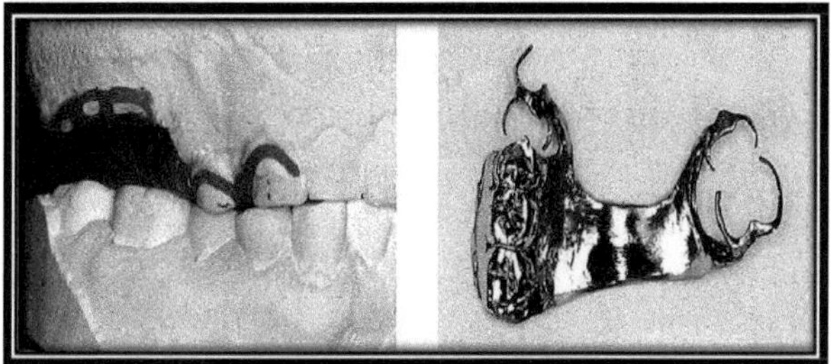

Fig: Padrão de cera da estrutura, com a superfície oclusal, formada no molde refratário e estrutura de titânio acabada, incluindo a superfície oclusal.

PAPEL DA DISTÂNCIA INTER-ARCOS NO IMPLANTE

A implantologia dentária é um empreendimento protético com um protocolo cirúrgico. Para obter uma construção protética óptima, esta deve ser planeada antes de iniciar a terapia. O número e a posição dos implantes necessários para suportar uma prótese são afectados pelo seu tamanho (volume) e pela qualidade e quantidade de osso presente em diferentes locais. Outro fator que tem de ser integrado nas deliberações de tratamento é a avaliação do espaço vertical e horizontal disponível para acomodar uma prótese. O espaço de restauração para uma prótese de implante pode ser definido como o volume tridimensional (3D) total necessário para acomodar uma determinada construção que proporcione a posição ideal do dente, mantendo as propriedades ideais do material. A quantidade de espaço de reabilitação deve ser calculada antes da colocação do implante; caso contrário, as opções terapêuticas podem ser comprometidas[36].

A conceção de uma construção protética com um volume de restauração inadequado pode resultar numa reabilitação estruturalmente fraca, contornos fisiológicos pobres, estética inadequada, espaço de repouso interoclusal reduzido e estabilidade diminuída[37].

PLANEAMENTO DO TRATAMENTO

Após uma revisão dos antecedentes médicos e dentários do doente e um exame clínico, devem ser obtidos registos de diagnóstico adequados (como imagens de tomografia computorizada de feixe cónico) antes de planear uma reabilitação protética. Em muitos casos, o passo seguinte consiste em determinar clinicamente o espaço de restauração existente ou potencial no que respeita à dimensão vertical de oclusão (VDO).

As técnicas tradicionais de prótese para estabelecer o VDO incluem métodos subjetivos que avaliam a estética e técnicas objetivas que avaliam o espaço de repouso interoclusal, a fonética e os contornos faciais e labiais38-41. O DVO existente pode ser usado como ponto de partida, mas pode precisar ser alterado para acomodar uma futura prótese42,43. Em geral, uma avaliação do volume reabilitador existente não pode ser determinada até que o DVO seja estabelecido44. As avaliações para determinar o espaço restaurador necessário devem incluir o estabelecimento da posição final dos dentes protéticos e, em seguida, "trabalhar para trás" para determinar o volume restaurador necessário45-48. A este respeito, é prudente planear a prótese final "para baixo a partir do plano oclusal e não para cima a partir da crista óssea "49. Clinicamente, uma sonda periodontal é utilizada para quantificar a distância vertical entre o tecido mole de um rebordo edêntulo e a dentição oposta. Se houver falta de espaço de restauração, o tecido mole precisa de ser sondado até ao osso para determinar a quantidade exacta de espaço disponível, porque a profundidade de afundamento (a distância da plataforma do implante até à altura da margem gengival) de um implante deve ser considerada ao avaliar o espaço de reabilitação disponível. Idealmente, as medições relativas ao espaço de restauração vertical devem ser efectuadas a partir da plataforma do implante até à dentição oposta. No entanto, no processo de planeamento do tratamento isto não é possível; as medições são efectuadas a partir do tecido mole ou da crista óssea.

No que diz respeito aos dentes anteriores, a sobremordida, que afecta o espaço vertical, tem de ser considerada. Para os dentes anteriores mandibulares, o espaço potencial de restauração é medido a partir da crista edêntula até à área do cíngulo ou lingual dos dentes maxilares. Para os dentes anteriores maxilares, o espaço é medido na área do cíngulo (posição dos componentes do implante) do dente proposto, a partir do tecido mole ou do osso até à posição do bordo incisal mandibular. Esta última dimensão pode ser menor do que o comprimento do dente protético quando existe um rebordo edêntulo reabsorvido horizontalmente, porque o aspeto cervical do dente normalmente não ultrapassa o rebordo edêntulo; normalmente estende-se para vestibular e coronal ao rebordo.

Várias outras situações merecem atenção especial no que diz respeito ao local de medição do espaço restaurador: uma relação de Classe III da mandíbula ou um grande overjet anterior da maxila. Nestas circunstâncias, os locais a serem medidos diferem se faltarem dentes anteriores maxilares ou mandibulares (Tabela 1). Para todos os cenários anteriores, as dimensões mesiodistal e vestibulolingual a serem ocupadas por uma restauração de implante também são registadas

Para fabricar uma prótese grande, devem ser obtidas impressões e montados moldes de trabalho. Estes fornecem informações sobre as relações dos rebordos, o esquema oclusal, a topografia dos tecidos moles e o espaço interarcos. Os moldes também podem ser utilizados para fabricar configurações de diagnóstico pré-tratamento que facilitam a determinação da posição final do dente, próteses provisórias e guias radiográficas e cirúrgicas para a colocação de implantes. Para próteses grandes, o espaço de restauração tem de ser calculado extra-oralmente (com modelos de estudo) medindo a distância do tecido mole na crista do rebordo (como referido anteriormente, se necessário, sondar o osso para obter uma quantidade exacta de espaço de restauração disponível) até à arcada oposta e as dimensões mesiodistal e vestibulolingual da área edêntula a ser reabilitada.

Quando as medições indicam que é necessário espaço de restauração vertical adicional para acomodar uma prótese, existem 2 métodos para atingir este objetivo. Se estiver disponível osso adequado para implantes, pode ser efectuada uma alveolectomia para reduzir a altura do rebordo no momento da colocação do implante[50-53] ou, se possível, o VDO pode ser aumentado protésicamente[54].

No entanto, se houver uma perda excessiva de tecidos moles e duros que resulte num espaço interarcos demasiado grande (por exemplo, 15 milímetros), a utilização de uma prótese fixa convencional suportada por implantes de porcelana fundida com metal é problemática, porque as próteses de grandes dimensões correm o risco de causar distorção do metal quando sujeitas a múltiplos ciclos de calor e arrefecimento, o que pode dificultar o assentamento correto da construção[55].

Por conseguinte, quando o espaço interarcos é grande, deve ser fabricada uma sobredentadura de implante ou uma reabilitação fixa de implante concebida por diferentes métodos (como um aparelho híbrido com uma subestrutura de titânio concebida e fabricada por computador [CAD-CAM] e dentes protéticos em acrílico).

RESTAURAÇÕES DE IMPLANTES REMOVÍVEIS VERSUS FIXAS

É necessário ter em conta vários factores ao escolher entre uma reabilitação com implantes dentários removíveis e uma reabilitação com implantes dentários fixos. A informação de diagnóstico recolhida deve incluir dados intra-orais e extra-orais. As Tabelas 2 e 3 apresentam diretrizes para determinar se deve ser fabricada uma prótese fixa ou removível[56]. A Tabela 2 indica que uma prótese removível pode acomodar uma variedade de variações anatómicas que seriam difíceis de satisfazer com uma prótese fixa (ou seja, um rebordo deformado, um grande espaço interarcos, uma relação interarcos de Classe III esquelética ou uma mucosa fina ou móvel).

Relativamente a esta última observação, seria preferível que o doente tivesse tecido queratinizado adjacente a uma prótese fixa, o que oferece ao dentista restaurador uma oportunidade de esculpir o tecido (desenvolver perfis de emergência mais ideais), ao mesmo tempo que proporciona um maior conforto ao doente quando escova o tecido contíguo. Outras questões pertinentes para a tomada de decisão são as preferências do paciente[57], o custo da reabilitação, a escolha do material e as considerações sobre os cuidados pós-protéticos[58].

Table 2. Comparison of intraoral factors favoring fixed* versus removable prosthesis.†

FACTOR	FIXED PROSTHESIS	REMOVABLE PROSTHESIS
Ridge Shape	Vertical/convex	Buccal inclination/concavity
Interarch Distance	≤10 millimeters	> 15 mm
Interarch Relationship	Neutral/deep overbite	Skeletal Class III
Mucosa	Thick, keratinized	Thin, mobile

Table 3. Comparison of extraoral factors favoring fixed* versus removable prosthesis.†

FACTOR	FIXED PROSTHESIS	REMOVABLE PROSTHESIS
Lip Line	Low	High‡
Tooth Display	Little	Excessive tooth and gingiva exposure
Facial Support, Lip Support	No need	Necessary

* Cement- or screw-retained options. † Source: Carpentieri.[27] ‡ A fixed prosthesis could be used for a high lip line with pink added provided it does not overlap the buccal aspect of the implants and block hygiene.

Retenção da prótese ao nível do implante versus ao nível do pilar

Uma construção de implante dentário pode ser retida por um de 2 métodos. Pode ser ligada diretamente a um implante, o que é referido como uma restauração de implante aparafusada ao nível do implante. Em alternativa, podem ser utilizados pilares para suportar uma construção aparafusada ou cimentada. A seleção do método de retenção afecta a gestão do espaço e existem vantagens e desvantagens associadas a cada abordagem. Em geral, as próteses aparafusadas ao nível do implante requerem menos espaço de restauração do que as opções de pilar cimentado ao nível do implante. No entanto, os casos ao nível do pilar facilitam a utilização de pilares cimentados rectos, angulados ou personalizados, que podem compensar as correcções de ângulo, os requisitos de desenho protético e as profundidades dos tecidos moles peri-implantares. No que respeita aos componentes, os pilares aparafusados rectos requerem menos espaço do que os pilares aparafusados angulados e é necessário mais espaço à medida que o ângulo do pilar aumenta. Isto acontece porque a altura do joelho (base) do componente angulado muda de tamanho proporcionalmente ao ângulo do pilar.

Hierarquia dos requisitos de espaço de restauração para diferentes tipos de próteses

O espaço de restauração disponível ou alcançável é muitas vezes o fator determinante crítico relativamente ao tipo de prótese que pode ser construído. Por conseguinte, os requisitos de espaço de restauração devem ser considerados em 3D e incluir componentes verticais e horizontais. No que respeita à definição dos termos, a dimensão vertical do espaço de restauração refere-se geralmente ao espaço vertical necessário para os componentes do implante, materiais e dentes. Em contrapartida, a dimensão horizontal do espaço necessário deve ter em conta a discrepância entre a posição do implante e do dente. A reabsorção do rebordo é uma consequência normal das extracções dentárias; normalmente a maxila reabsorve apicalmente e palatalmente e a mandíbula reabsorve apicalmente e bucalmente56,[58]. Isto pode resultar numa disparidade dramática entre as cristas maxilar e mandibular, especialmente em pessoas edêntulas59,[60]. Assim, são necessárias diretrizes sobre onde avaliar os requisitos de espaço vertical em relação à reabsorção horizontal da crista para diferentes tipos de próteses. Para facilitar esta discussão, sugerimos a seguinte classificação para a medição do espaço de restauração relativamente à reabsorção horizontal do rebordo: Estes números que definem a quantidade de reabsorção do rebordo ajudam a estimar a discrepância entre a posição proposta para o implante e o aspeto facial da restauração pretendida.

Table 4. Minimum vertical space required for different types of prostheses.

TYPE OF PROSTHESIS	MINIMUM VERTICAL SPACE REQUIRED*
Fixed: Screw-Retained Options	4-5 millimeters (implant-level prosthesis)[25]
Fixed: Screw-Retained Options	7.5 mm (abutment-level prosthesis)[26]
Fixed: Cement-Retained Options	7-8 mm[27,28]
Unsplinted Overdenture	7 mm,[17] 8.5 mm,[16] 10-12 mm,[29] 15-17 mm[27]
Bar Overdenture	11 mm,[30] 13-14 mm[29]
Fixed-Screw Retained Hybrid	≥ 15 mm[27]

* Vertical space is measured in the position of the prosthetic components.

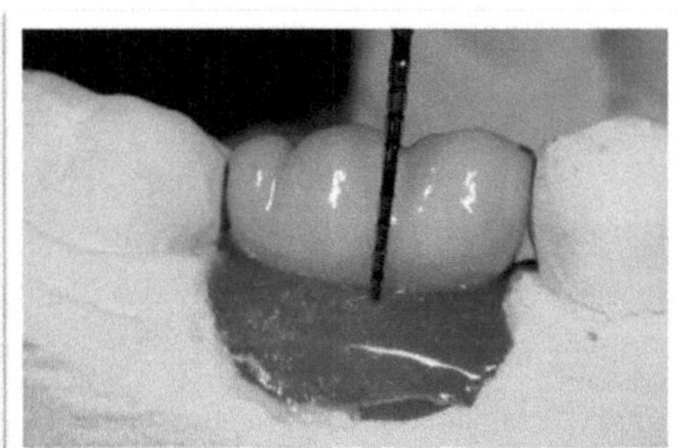

Figura: Coroa aparafusada ao nível do implante no local no. 30. Geralmente, a dimensão vertical mínima aceitável para uma restauração fixa aparafusada ao nível do implante é de 4-5 milímetros quando registada a partir da plataforma do implante para a arcada oposta.

Por exemplo, se um paciente manifestar uma reabsorção óssea mínima (0-4 mm) numa área edêntula, o espaço vertical necessário é registado na localização do futuro dente. Em contraste, quando existe uma perda óssea moderada (5-10 mm) ou avançada (> 10 mm, que pode ocorrer num paciente totalmente edêntulo ou num paciente parcialmente edêntulo com uma reabsorção óssea localizada considerável), o espaço vertical de restauração para os componentes e materiais do implante é medido no rebordo edêntulo, lingual ou palatino, na posição do futuro dente. As avaliações verticais são registadas a partir da plataforma de implante proposta para a arcada oposta ou para o aspeto externo lingual ou palatino da prótese planeada. Estas medições são efectuadas para assegurar que existe espaço adequado para os componentes, e estes registos são geralmente inferiores ao espaço necessário para os dentes protéticos. A Tabela 4 enumera a quantidade mínima de espaço vertical de restauração necessário para diferentes construções protéticas no que respeita à altura vertical necessária para acomodar os componentes e materiais de restauração. Várias categorias protéticas na Tabela 4 têm várias sugestões relativamente à quantidade de espaço vertical necessário; isto deve-se às opiniões de diferentes autores[61-65].

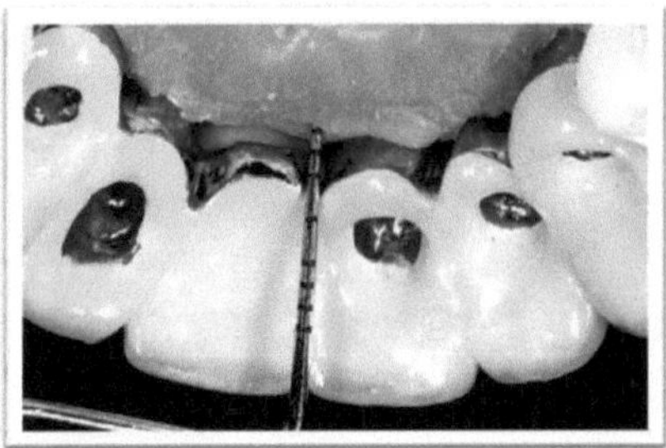

Figura: Prótese aparafusada ao nível do implante nos locais nos. 6 a 11. Quando há reabsorção moderada após a perda do dente, são necessários 2 pontos de medidas verticais para avaliar o espaço restaurador. O local mais importante é a posição dos componentes do implante (são necessários milímetros de altura vertical para os componentes), que é sempre menor do que o espaço necessário para os dentes protéticos.

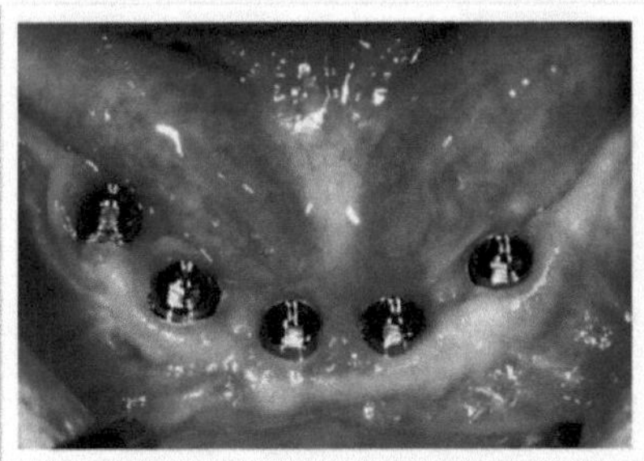

Figura: Pilares aparafusados ao nível do pilar nos locais n.ºs 22, 24, 25, 27 e 28. A prótese final é aparafusada nestes pilares.

Relativamente ao espaço vertical necessário para os dentes, normalmente, se existir espaço suficiente para os componentes de implantes e materiais dentários para um caso edêntulo, existirá espaço suficiente para os dentes, que serão colocados por vestibular em relação aos componentes, caso tenha havido reabsorção horizontal do rebordo. A distância dos componentes ao aspeto facial da posição do dente (bucolingualmente) é ditada pela quantidade de reabsorção óssea que ocorreu.

OPÇÕES FIXAS

Coroas aparafusadas

As opções fixas são recomendadas quando existe uma quantidade mínima de espaço para restauração. Para próteses aparafusadas (inclui porcelana fundida com metal ou zircónia, zircónia monolítica e dissilicato de lítio), é necessário considerar factores adicionais: se a prótese é concebida ao nível do pilar do implantador e a escolha de materiais estéticos. O espaço de restauração vertical mínimo necessário para uma prótese aparafusada ao nível do implante é de 4 a 5 mm, medido a partir da plataforma do implante até à arcada oposta[61]. Esta avaliação é determinada na área do implante. De forma relevante, quando uma reabilitação aparafusada é planeada para um paciente parcialmente edêntulo (tal como um implante de um único dente), o implante deve ser colocado o mais paralelo possível aos dentes adjacentes para facilitar uma linha de tração para a prótese, para facilitar o assentamento, contactos amplos e espaço de embrasure mínimo.

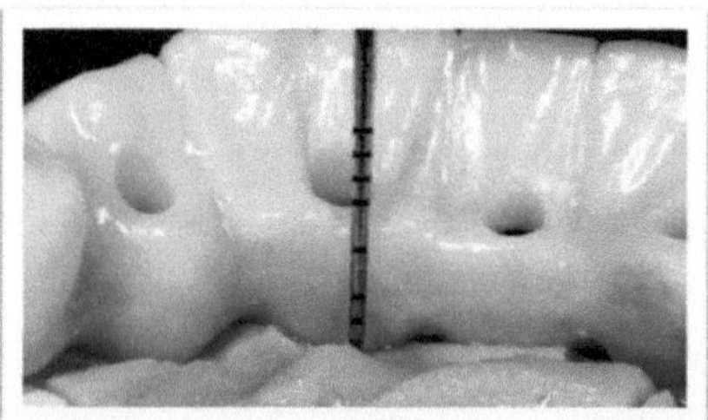

Figura: Prótese aparafusada ao nível do pilar. Uma construção ao nível do pilar requer mais espaço de restauração em comparação com as opções ao nível do implante. O espaço mínimo entre a plataforma do implante e a dimensão externa da prótese é de 7,5 milímetros.

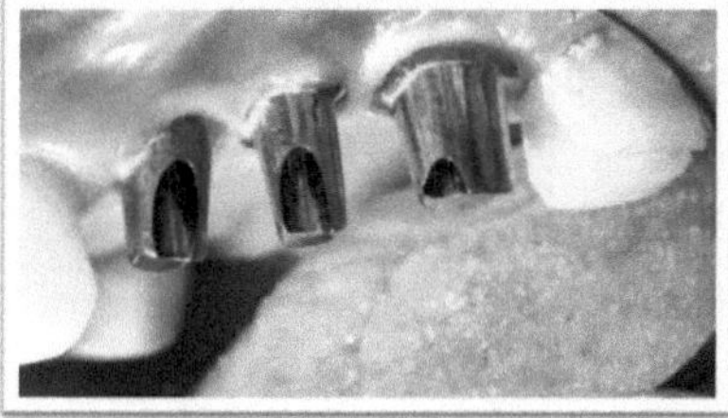

Figura: Pilares fabricados por desenho assistido por computador e fabrico assistido por computador para uma reabilitação com implantes cimentados (local n.º 13 a 15).

Ao fabricar uma restauração aparafusada ao nível do pilar, existe um requisito de espaço adicional, que depende do tipo de pilar utilizado. Um pilar transmucoso aparafusado reto e de perfil baixo requer, no mínimo, 7,5 mm de espaço vertical. Por exemplo, a altura de colo mais curta de 1 mm requer um espaço vertical adicional de 5 mm para a altura do pilar pretendida mais 1,5 mm para materiais de restauração estruturais.

A escolha do material utilizado para fabricar uma coroa também afecta o espaço de restauração. Por exemplo, as coroas monolíticas de zircónia ou dissilicato de lítio (prensadas ou CAD-CAM) requerem menos espaço vertical do que as coroas de metal fundido com porcelana66'67 , uma vez que as próteses feitas com estes materiais necessitam de apenas 1 mm de espaço oclusal porque não é necessário espaço para uma subestrutura metálica.

Coroas cimentadas

Uma restauração de implante cimentada (inclui porcelana fundida em metal ou zircónia, zircónia monolítica e dissilicato de lítio) requer um espaço interarcos mínimo de aproximadamente 7 a 8 mm, medido a partir da plataforma do implante para a dentição oposta62,63. Idealmente, é desejado um espaço interoclusal de 9 a 10 mm na dentição posterior e de 10 a 12 mm na dentição anterior para proporcionar uma melhor estética da coroa e uma maior retenção devido a pilares mais compridos. Este espaço de restauração consiste em 3 zonas diferentes. A zona de tecido mole peri-implantar, definida como o volume total de tecido mole que rodeia um pilar de implante. Idealmente, são desejados aproximadamente 3 mm de altura de tecido mole e 2 mm de largura. A zona do pilar, definida como um pilar com 5 mm de comprimento, é desejada para retenção (4 mm é a altura mínima)63. Um pilar de retenção corretamente concebido é essencial porque facilita a utilização de um agente de cimentação temporário. Pertinentemente, a capacidade de recuperação da coroa é importante, porque os contactos abertos ocorrem mais frequentemente do que o esperado e as próteses podem ter de ser removidas para corrigir contactos abertos ou reparar a quebra de materiais de restauração68. O espaço interarcadas necessário para os materiais de restauração oclusal, medido a partir do aspeto mais coronal de um pilar para a arcada oposta, e esta dimensão varia com base no tipo de materiais de restauração utilizados. Por exemplo, é necessário pelo menos 2 mm de espaço para materiais oclusais de porcelana fundida com metal (opaco 0,3 mm; metal 0,5 mm; e porcelana 1 mm)[69].

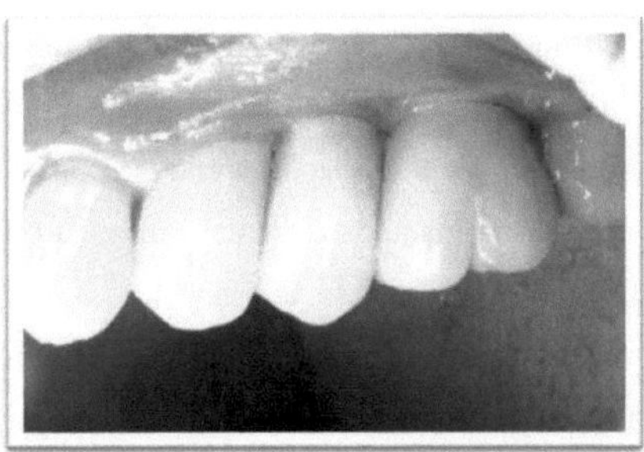

Este tipo de construção requer um mínimo de 7 a 8 milímetros de espaço de restauração vertical.

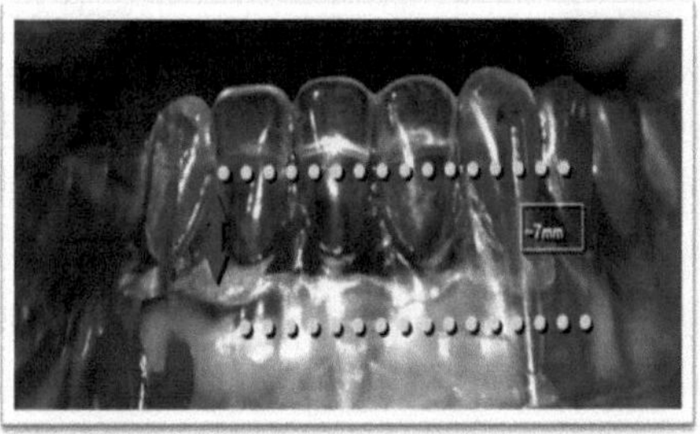

Figura: O espaço mínimo de restauração necessário para uma sobredentadura não aplanada é de aproximadamente 7 milímetros, o que é indicado pela seta entre as linhas pontilhadas.

Próteses de implantes removíveis: desenhos não aplainados

As cristas totalmente edêntulas sofrem reabsorção óssea vertical e horizontal. Por conseguinte, para construir uma sobredentadura, o espaço vertical de restauração deve ser avaliado em 2 locais distintos: nos locais onde se encontram os dentes protéticos e mais palatalmente ou lingualmente, onde são posicionados os componentes do implante. Relativamente aos componentes, a dimensão vertical mínima absoluta para uma sobredentadura não aplanada é de aproximadamente 7 mm, que consiste em 2 mm de altura para um pilar Locator (Zest Dental Solutions) (este é o pilar de sobredentadura de perfil mais baixo), 2,5 mm para o encaixe metálico e o elemento de retenção à volta do Locator e, no mínimo, 2,5 mm de espessura de acrílico[53]. Se os pilares de sobredentadura forem angulados (como os Locators angulados), necessitam de mais espaço de restauração vertical do que os pilares do tipo reto. A componente horizontal do espaço protético é medida a partir do aspeto facial do dente protético ou do rebordo facial até às áreas do rebordo lingual. Este espaço acomoda materiais dentários e substituição de dentes para compensar a reabsorção do rebordo. Muitas vezes, a discrepância horizontal entre a posição do dente facial e a localização do implante para sobredentaduras é de até 8 mm; isto depende da quantidade de reabsorção óssea que ocorreu. Relativamente aos encaixes Locator, o espaço horizontal mínimo necessário, que é avaliado apicalmente ao aspeto mais inferior do dente protético, tem de ser de aproximadamente 10 mm. Isto inclui a largura do localizador, 1 mm de encaixe metálico em cada lado do localizador e 2 mm de acrílico para vestibular e lingual. Outros autores recomendam um espaço mínimo de 8,5 mm verticalmente e 9 mm horizontalmente[52].

As dimensões acima variam em função dos diferentes tipos de pilares de sobredentadura utilizados e da quantidade de reabsorção óssea pós-extração. Na nossa opinião, os clínicos devem considerar a diretriz 10 por 10 para as sobredentaduras não plintadas, que sugere que, idealmente, são necessários 10 mm nas dimensões vertical e horizontal para oferecer o espaço de restauração necessário suficiente. Para além de ser a opção mais económica para um paciente totalmente edêntulo, as vantagens específicas proporcionadas por uma sobredentadura implanto-suportada não aplanada incluem a facilidade de higiene e a oportunidade de converter uma prótese existente numa sobredentadura implanto-suportada.

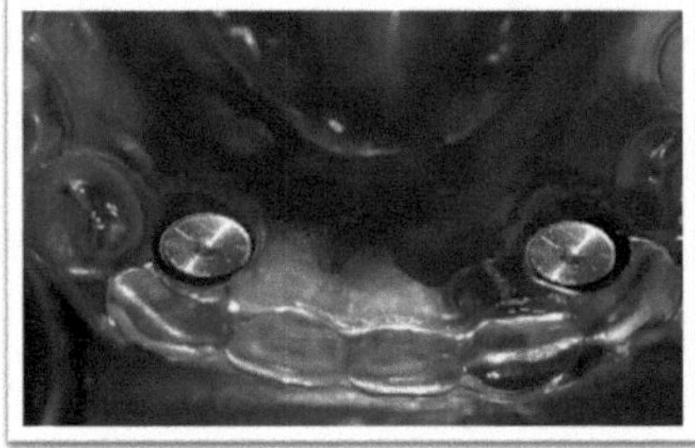

Figura: Guia cirúrgico demonstrando as dimensões do espaço de restauração vestibulolingual necessário para uma sobredentadura mandibular não aplanada (vista oclusal). Geralmente, a posição do implante para uma prótese amovível tem de ser mais lingual ou palatina em comparação com um formato fixo, permitindo espaço horizontal para um pilar de sobredentadura, caixa metálica e dentes acrílicos e protéticos que requerem uma modificação mínima.

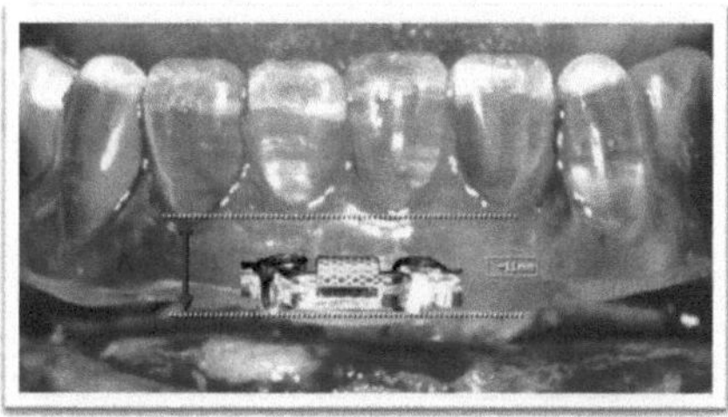

Figura: Sobredentadura mandibular com barra esplintada. O espaço de restauração vertical mínimo necessário para uma sobredentadura esplintada é de aproximadamente 11 a 12 milímetros, o que é indicado pela seta entre as linhas pontilhadas. O espaço de restauração é medido lingualmente em relação à posição do dente, desde a plataforma do implante até à superfície externa da base protética.

Próteses de implantes removíveis: modelos esplintados (overdentures de barra)

O espaço vertical mínimo necessário para uma sobredentadura de barra é de aproximadamente 11 mm[65]. Outros autores recomendaram 13 a 14 mm[64] ou 15 a 17 mm[62]. As diferentes sugestões surgem devido ao facto de os clínicos utilizarem locais diferentes para as medições e utilizarem diferentes tipos de encaixes. Estas avaliações do espaço vertical permitem cerca de 2 mm de tecido mole à volta do pilar; 1 mm de tecido mole por baixo da barra; 5 mm para a barra e o encaixe, e uma espessura de acrílico de 2,5 a 3 mm. Desde que exista um espaço de restauração vertical e horizontal adequado, existem situações em que as sobredentaduras com barra proporcionam os seguintes benefícios clínicos:

- vantajoso quando existe um espaço excessivo entre as arcadas maxilar e mandibular devido a diferenças nas trajectórias das cristas residuais, que resultam num cantilever protético horizontal;
- facilitar a obtenção de um paralelismo ideal dos elementos de retenção, independentemente da angulação do implante.

As barras fresadas CAD-CAM requerem menos cuidados protéticos posteriores do que as barras redondas. Isto deve-se ao facto de uma barra fresada (unidade de barra) fornecer apenas uma via de inserção e um desenho rígido, enquanto uma barra redonda tem várias vias de inserção e caraterísticas rotacionais. Geralmente, as concepções rotativas resultam em padrões de substituição mais elevados dos componentes retentivos em comparação com as opções rígidas. Por conseguinte, uma barra fresada é o desenho de eleição[70]. Em qualquer dos casos, é vantajoso utilizar componentes de retenção feitos de materiais (como o plástico), que são concebidos para se desgastarem primeiro, ao contrário dos elementos da estrutura primária da barra

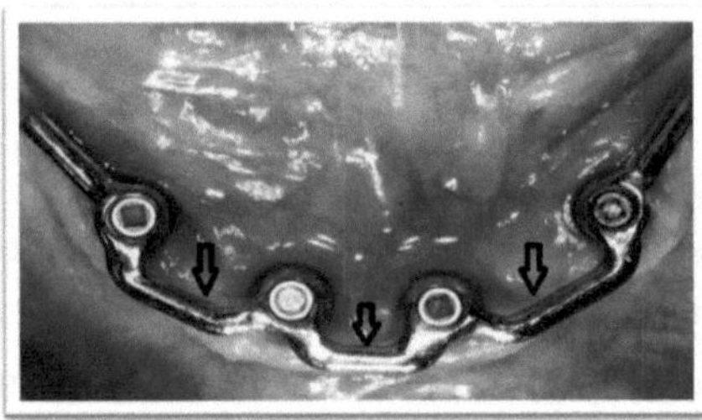

.Figura: Construção primária da barra de Hader ao nível do implante. O espaço de restauração vertical total mínimo requerido é de 11 a 12 milímetros, que consiste na barra de Hader de 7 mm (setas) mais a sobredentadura (que inclui clips de plástico, caixa metálica e acrílico).

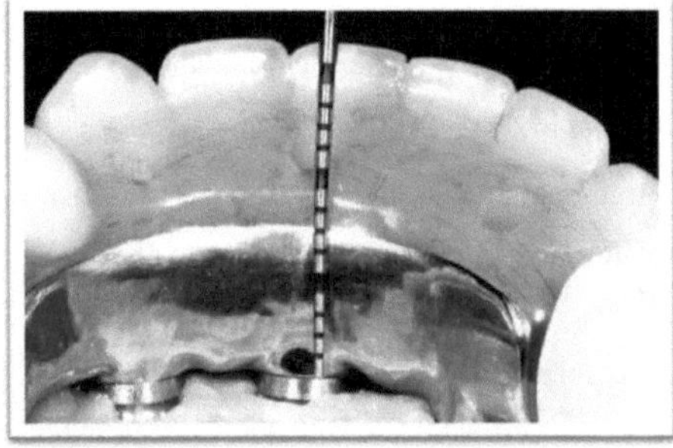

Figura: Próteses híbridas aparafusadas ao nível do pilar. Este desenho requer o maior espaço de restauração (15 milímetros) de todas as opções fixas, porque é composto por pilares transmucosos e pela escolha do material (híbrido composto por barra de titânio fabricada por desenho e fabrico assistidos por computador, acrílico e dentes protéticos minimamente modificados).

Próteses híbridas fixas:aparafusadas e outras grandes próteses aparafusadas

As opções fixas e os materiais (podem incluir porcelana fundida em metal, zircónia e zircónia monolítica) são recomendados quando existe uma quantidade excessiva de espaço de restauração. Paradoxalmente, as próteses aparafusadas são recomendadas para espaços edêntulos com espaço de restauração mínimo (American College of Prosthodontics Classe I) e para casos com reabsorção óssea avançada (American College of Prosthodontics Classe IV)[71]. As principais diferenças entre um espaço de restauração mínimo e excessivo são a escolha da retenção (nível do implante versus nível do pilar) e a seleção dos materiais estruturais. Note-se a utilização de uma opção híbrida para esta categoria, definida como uma barra de titânio fabricada em CAD-CAM processada com dentes protéticos. Em geral, uma prótese aparafusada é útil quando existe uma grande discrepância horizontal entre a posição ideal do dente e a localização do implante. Nesta situação, uma opção cimentada é contra-indicada devido à dificuldade de remoção do cimento sob uma construção volumosa; para além disso, a cimentação dificulta a recuperação da prótese. A escolha dos materiais protéticos utilizados com uma construção de implante aparafusada com espaço excessivo de altura de coroa é importante no que diz respeito aos desafios técnicos relacionados com o volume da construção, custos laboratoriais e aceitação do paciente42. Por exemplo, uma prótese híbrida ao nível do pilar requer aproximadamente 15 mm de espaço de restauração62. Este tipo de reabilitação requer frequentemente a criação de espaço vertical adicional que é obtido através de alveoplastia ou aumento do VDO induzido protéticamente. Uma reabilitação híbrida representa a terapia fixa de arcada completa mais económica, com o menor potencial de dificuldades técnicas durante o seu fabrico. No entanto, as desvantagens associadas a este tipo de construção incluem o grande volume, que requer um aumento do espaço de restauração; a forma da prótese, que não é exatamente semelhante a uma dentição natural; alterações da fala devido à espessura da construção; a possibilidade de impactação de alimentos; a coloração dos dentes protéticos e a predisposição dos dentes acrílicos para fraturar com uma má gestão do espaço.

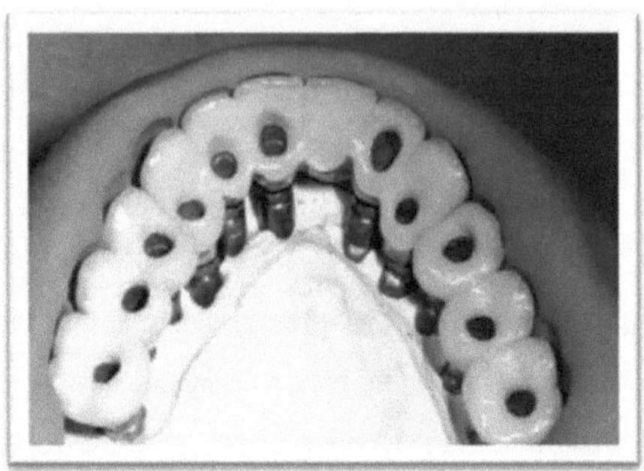

Figura: Prótese aparafusada de porcelana fundida a metal abrangendo os dentes n.ºs 3 a 14. Para as opções de porcelana fundida com metal, porcelana fundida com zircónia e zircónia monolítica, a trajetória dos implantes deve estar dentro dos limites do dente protético, porque estes materiais demonstram uma excelente resistência à fratura com dimensões mais finas.

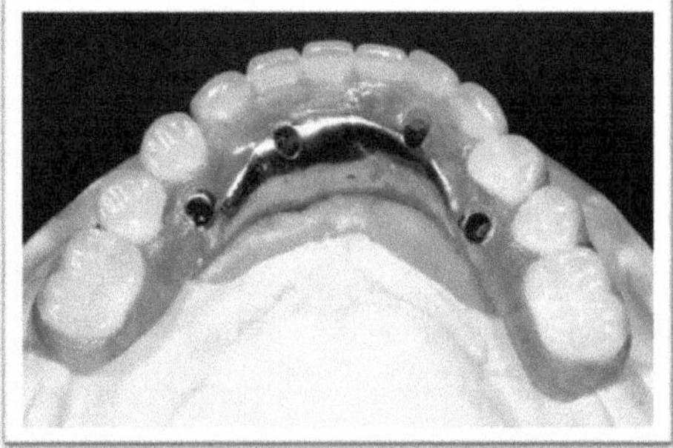

Figura: Prótese híbrida aparafusada abrangendo os dentes 19 a 30. Para as construções híbridas, os autores recomendam uma alteração no protocolo cirúrgico tradicional, sugerindo que a trajetória do implante deve ser dentro da base protética e não na posição do dente.

Quando se comparam as caraterísticas de uma prótese híbrida com as estruturas de arcada completa de porcelana fundida ao metal ou de zircónia, estas últimas reabilitações requerem menos espaço e os dentes protéticos têm uma forma mais próxima da dentição natural (existem embrasures). As desvantagens associadas às subestruturas de arcada completa de porcelana fundida em metal ou zircónia incluem o aumento do custo e questões técnicas relacionadas com a substituição de um grande volume de tecidos perdidos e a dificuldade em obter um ajuste de precisão72-74. Outras opções de arcada completa, como a zircónia monolítica fabricada em CAD-CAM75 e as ligas de cromo-cobalto76,77 representam alternativas promissoras, que podem contornar estes desafios. Por exemplo, quando são fabricadas opções de porcelana fundida com metal, zircónia fundida com porcelana ou monolíticas completas, idealmente o acesso do parafuso deve sair dentro dos limites do dente protético. Em contraste, para designs híbridos que utilizam dentes protéticos, recomendamos uma modificação considerável da colocação cirúrgica do implante, de modo a que o acesso do parafuso saia por lingual ou palatino dos dentes protéticos. Consequentemente, os implantes devem ser colocados por lingual em relação à posição dos dentes, o que, por sua vez, reduz o espaço vertical que seria necessário se os componentes estivessem diretamente sob os dentes protéticos. Isto evita o desgaste dos dentes protéticos para ganhar espaço para os designs híbridos, o que resulta numa redução da fratura dos dentes protéticos ou da descolagem da base protética.

PAPEL DA DISTÂNCIA INTERARCAL NA FPD

É necessário um espaço interarcos adequado para a colocação de uma prótese dentária funcional. De acordo com Misch, o espaço interarcos deve ter pelo menos 8-12 mm de distância vertical79. O espaço interarcadas reduzido é frequentemente observado em casos de perda extensa da superfície dentária (cárie e não-cariosa), dentes ausentes com um antagonista supra-erupcionado, variação genética na forma do dente, odontologia iatrogénica (redução excessiva do dente, grandes aberturas de acesso endodôntico), trauma, erupção passiva insuficiente e dentes com inclinação mesial. A redução do espaço inter-arcos pode resultar em diminuição da estabilidade, alteração da relação coroa/raiz e má estética. Existem várias modalidades de tratamento, como a extração de dentes supra-erupcionados, a realização de uma terapia de canal intencional para o dente supra-erupcionado e o encurtamento da coroa, a intrusão ortodôntica de dentes utilizando implantes ou a realização de osteotomia segmentar maxilar posterior80 Se o local da extração não for restaurado imediatamente após a perda do(s) dente(s), a dentição oposta irá erupcionar e a dimensão vertical para o tratamento protético diminui (Ataoglu et al., 2002). Neste caso, a garantia de espaço intermaxilar insuficiente para uma prótese fixa ou removível pode ser um ponto extremamente valioso no estabelecimento de planos de tratamento (Ataoglu et al., 2002; Joshi et al., 2010). Os dentes posteriores supra-erupcionados são achados clínicos comuns durante a prática dentária diária. O adiamento da substituição do(s) dente(s) extraído(s) leva frequentemente à extrusão do(s) dente(s) oposto(s) para o espaço edêntulo; este efeito conduzirá à insuficiência mastigatória e a perturbações temporomandibulares. O restabelecimento de uma oclusão posterior funcional requer um plano de tratamento dentário abrangente quando uma prótese fixa ou removível é planeada para a arcada edêntula oposta (Mahoorkar et al. 2010)81. Em pacientes adultos, se a extrusão dentoalveolar não for severa, o espaço pode ser recapturado com a realização de coronoplastia e tratamento endodôntico intencional do dente supraerupcionado. Quando a extrusão é moderada, a intrusão ortodôntica pode ser realizada, e se a extrusão for severa, a reabilitação protética é impossível e a remoção dos dentes é frequentemente proposta (Mahoorkar et al., 2010; Shillingburg et al., 2012; Rosenstiel et al., 2015). Os dentes com maior probabilidade de ficarem sem oposição e, portanto, susceptíveis à supraerupção, são aqueles que ocluem contra partes edêntulas. Clinicamente, os dentes posteriores mais comumente ausentes são os primeiros molares superiores permanentes (Djemal et al., 2004; Basutkar et al., 2018; Prakash et al., 2014; Salazar et al, 2018; Al-Fraidi & Zawawi 2010) e dentes da arcada mandibular (Patil et al., 2016; Arslan et al., 2010; Tiago et al., 2016; Baeg et al., 2016), seguidos dos pré-molares superiores (Djemal et al., 2004); os pré-molares inferiores raramente estão ausentes. Os dentes posteriores mandibulares têm maior probabilidade de serem extraídos do que os outros dentes e, com o aumento da idade, os dentes posteriores têm maior probabilidade de serem extraídos e perdidos bilateralmente do que os outros tipos de dentes (Marcus et al. 1991; Meskin & Brown 1988). Outros estudos descobriram que os dentes maxilares são os dentes mais frequentemente extraídos (Craddock et al., 2007a)81.A classe II de Kennedy é difícil para próteses fixas. A colocação de implantes semelhantes a próteses é inviável devido ao custo ou à preocupação com a inervação cirúrgica do paciente, e uma prótese fixa é inacessível, uma vez que não tem um pilar distal82. Por conseguinte, a prótese consiste numa prótese fixa (coroa) que retém uma prótese parcial acrílica com encaixe de precisão, como uma opção de tratamento obtida. A prótese de fixação de precisão é uma fusão de prótese fixa e removível, produzindo assim a prótese parcial mais estética possível83.

Causas e sequências de supra-erupção:

Os dentes posteriores supra-erupcionados são um dos achados clínicos mais comuns na prática dentária. A substituição tardia do(s) dente(s) perdido(s) leva frequentemente à extrusão dos dentes opostos para o espaço edêntulo; este efeito leva à insuficiência mastigatória e a distúrbios da ATM (Mahoorkar et al., 2010). Quando a prótese é planeada na área edêntula oposta, o restabelecimento de uma oclusão posterior funcional requer um plano de tratamento dentário abrangente. O(s) dente(s) oposto(s) aos locais extraídos estão normalmente inclinados para a lingual nos dentes mandibulares e para a vestibular nos dentes maxilares. Além disso, os dentes adjacentes ao(s) dente(s) extraído(s) geralmente se desviam para o lado mesial e distal. (Shillingburg et al., 2012; Rosenstiel et al., 2015). Se a extrusão dentoalveolar for ligeira, o espaço pode ser recapturado através da realização de coronoplastia e tratamento endodôntico intencional do dente supraerupcionado. A intrusão ortodôntica pode ser feita quando a extrusão é moderada, mas se a extrusão for severa, a reabilitação protética é impossível, e a remoção dos dentes é frequentemente proposta (Shafad et al., 2017).

Prevenção da supra-erupção:

A supraerupção de dente/dentes pode ser prevenida pelas forças leves geradas durante a mastigação contra um antagonista (Gierie et al., 1999). Assim, a substituição do(s) dente(s) perdido(s) por uma prótese fixa ou removível que impeça a supra-erupção do seu antagonista é obrigatória, e deve ser fabricada antes da ocorrência do movimento vertical (Davenport et al., 1988). A extração é outra opção para lidar com um dente sem oposição, desde que este dente não seja o dente chave para futuras opções de restauração (Kayser 1981). Solnit et al. (1988) demonstraram o uso de um splint de metal gravado para unir o dente sem oposição ao dente oposto adjacente. Esta abordagem pode eliminar a supra-erupção, desde que a ligação entre os dentes permaneça intacta. Jepson e Allen (1999) recomendaram o uso de pontes cantilever distais adesivas para estabilizar a posição do dente após a remoção do dente e para prevenir movimentos eruptivos indesejáveis.

Classificação dos dentes supra-erupcionados:

A supraerupção pode ser classificada de acordo com o comprimento do dente ou dentes supraerupcionados em relação ao plano oclusal (Craddock & Youngson 2004; Graddock et al., 2007a; Carranza et al., 2018) nas seguintes categorias: Ligeira, em que o dente supraerupcionado se estende entre 0,1-1,5 mm; moderada, em que a supraerupção da superfície oclusal se situa entre 1,6-3,5 mm; e severa, em que a quantidade de dente/dentes supraerupcionados ultrapassa os 3,5 mm em relação ao nível do plano oclusal.

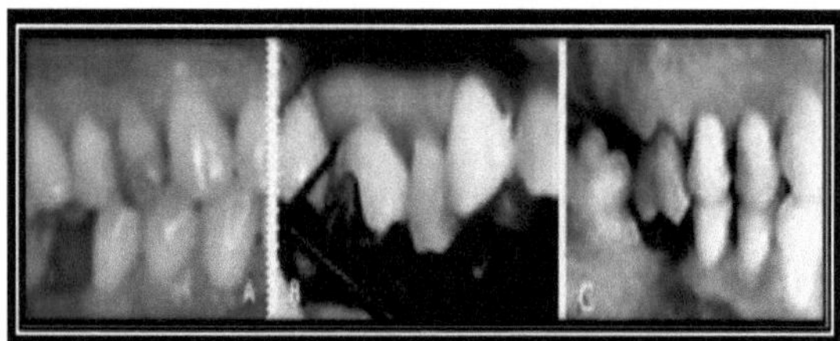

Figura: Dentes com sobreerupção ligeira, moderada e grave

Além disso, os dentes supraerupcionados podem ser classificados de acordo com as mudanças fisiológicas na posição das margens gengivais. O aparecimento da supraerupção pode ter vários componentes, incluindo erupção passiva e ativa, crescimento periodontal ou desgaste fisiológico. Compagnon e Woda (1991) descreveram o crescimento periodontal como uma erupção passiva que é distinta da erupção ativa, em que o dente ou dentes estão em movimento contínuo na direção oclusal na ausência de crescimento periodontal. O crescimento periodontal é um processo em que o aparelho de inserção se move na direção oclusal com o dente, enquanto que na erupção ativa, o dente erupciona e o aparelho de inserção fica apicalmente na sua posição original. O desgaste é uma sequência fisiológica que ocorre com o aumento da idade (Craddock & Youngson 2004; Craddock et al., 2007a).

Quando um dente se desgasta, o nível oclusal pode permanecer constante, com o osso alveolar a aproximar-se do plano oclusal, tal como descrito por Compagnon e Woda 1991.

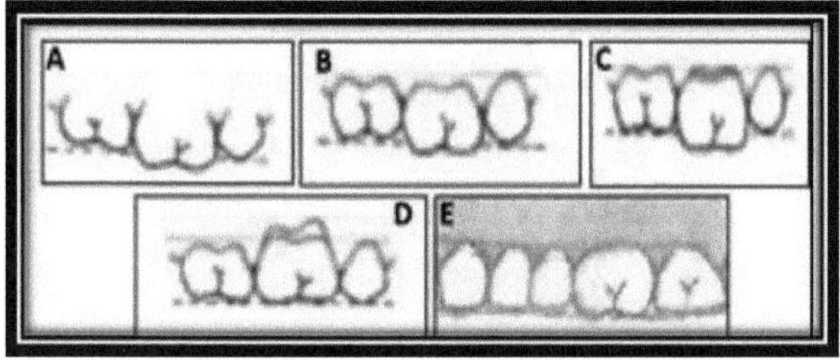

Figura: Classificação modificada dos dentes sobreerupcionados. (A) O dente irrompeu além do plano oclusal. (B) As margens gengivais acompanham a erupção do dente (crescimento periodontal). (C) As margens gengivais permanecem no nível original (erupção ativa). (D) As margens gengivais recuam, enquanto o dente permanece paralelo ao plano atual (erupção passiva). (E) As margens gengivais permanecem no nível original, mas o desgaste oclusal está presente (desgaste relativo) (Compagnon & Woda 1991).

Técnicas para a gestão de dentes supra-erupcionados antes do tratamento protético:

Antes de qualquer correção do(s) dente(s) supra-erupcionado(s), o exame e o diagnóstico devem ser realizados exaustivamente. Deve ser feito um molde ou modelo de diagnóstico e depois montado num articulador utilizando a transferência de arco facial, e deve ser feito primeiro um ajuste experimental da oclusão no molde. Muitos materiais, incluindo tiras de registo oclusal, cera indicadora oclusal, fita de marcação, papéis articuladores e T-scan, podem ser utilizados para examinar, diagnosticar e detetar interferências oclusais (Mahoorkar et al. 2010; Shillingburg et al 2012; Rosenstiel et al., 2015). O(s) dente(s) supra-erupcionado(s) é(são) preferencialmente ajustado(s) após o tratamento de uma doença existente, como inflamação gengival, cicatrização de uma patogénese e tratamento de trauma de oclusão (Carranza et al., 2018; Rosenstiel et al., 2015). As modalidades de tratamento diferem e dependem do facto de a supraerupção envolver um único dente ou um grupo de dentes, se é unilateral ou bilateral ou no arco maxilar ou mandibular, e do grau ou quantidade da supraerupção oclusal/incisal (Basutkar et al., 2018). Os tipos e técnicas para o tratamento de dentes supraerupcionados podem ser divididos em três categorias principais:

1. Conservador: Neste grupo, o dente ou dentes supra-erupcionados não serão reduzidos do plano oclusal ou incisal. Normalmente, são alargados para além do plano oclusal/incisal de 0,1 mm a 4 mm. Podem ser corrigidos das seguintes formas:

Aparelho removível em acrílico: Nesta abordagem, o(s) dente(s) supra-erupcionado(s) pode(m) ser corrigido(s) usando um aparelho removível, como um aparelho de plano de mordida posterior modificado (MPBP), que é fabricado para retenção com um fecho de ponta esférica para gerir um molar superior supra-erupcionado juntamente com o tratamento ortodôntico fixo em curso (Shafad et al., 2017). Os aparelhos MPBP têm inúmeras vantagens. Por exemplo, a sua força fisiológica gera uma reabsorção radicular mínima e é não invasiva e económica em comparação com a intrusão assistida por mini-implantes. Além disso, reduz a dilatação bucal em comparação com os braquetes colocados oclusalmente para intrusão. Pode minimizar o desconforto dos pacientes, é fácil de remover e limpar com um ligeiro volume e reduz o tempo total de tratamento. Pode intruir mais de um dente ao mesmo tempo sem a necessidade de retenção especial do molar intruído como o mesmo aparelho de plano de mordida e pode ser modificado adicionando um dente de acrílico ao aparelho. Assim, o mesmo aparelho pode atuar como um aparelho de retenção, um mantenedor de espaço e uma prótese parcial removível. Finalmente, o aparelho pode ser reativado aumentando a altura do aparelho através da adição de acrílico autopolimerizável na sua superfície oclusal, se a intrusão necessária for aumentada. No entanto, às vezes, o uso de aparelhos removíveis ou splint para o tratamento de dentes supra-erupcionados em um paciente sem disfunção temporomandibular não é preferível, pois pode exacerbar os sinais e sintomas relacionados ao uso do aparelho em vez de aumentar a dimensão vertical oclusal (Abduo & Lyons 2012).

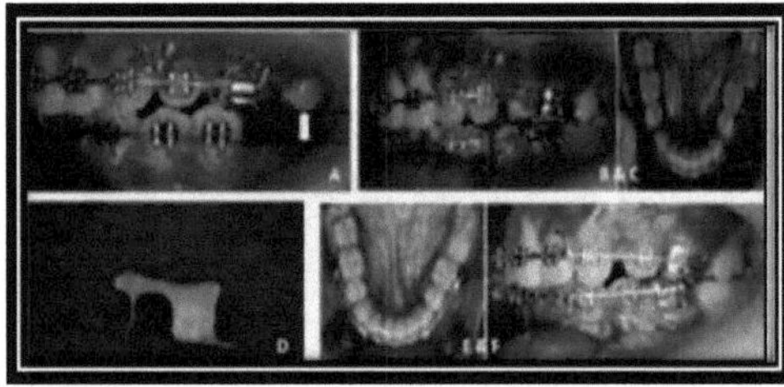

Figura: (A) Medição da sobreerupção. (B e C) Aparelho Modificado Removível Posterior de Plano de Mordida. (D) MRPBPA com dente de acrílico. (E e F) Aparelho em função após meses (Shafad et al., 2017).

Plano de mordida de compósito fixo:

No caso de um espaço posterior pequeno, a correção de um dente supra-erupcionado pode ser ajustada utilizando uma placa de compósito direto reforçado para intruir um dente pré-molar superior com base no conceito de Dahl (Dahl et al., 1975). Posteriormente, o espaço pode ser restaurado por um PF (Djemal et al., 2004). Este tipo de tratamento pode ser prolongado até um ano ou mais.

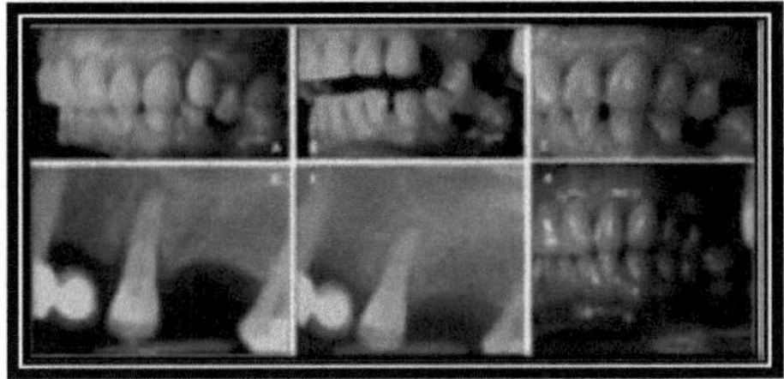

Figura: (A) Dente supra-erupcionado # 25. (B) Placa oclusal de compósito nos dentes # 34 e 36. (C) RBB substituindo o dente # 24 e batente oclusal de compósito no # 34. (D e E) Radiografia do dente # 25 mostrando afunilamento da crista óssea coronal no final dos movimentos dentários. Tratamento completo após um ano. (F) No 5º ano, o dente # 25 está a ser mantido no plano oclusal por uma ponte oposta (Djemal et al., 2004).

Apenas intrusão:

Este tipo de tratamento pode ser efectuado utilizando apenas intrusão ortodôntica ou em combinação com mini-implantes para ancoragem. Este tratamento depende principalmente de dispositivos temporários de ancoragem esquelética e de mini-implantes e microimplantes para ancoragem esquelética. Pode ser realizado após o tratamento ortodôntico (Salazar et al., 2018), sem tratamento ortodôntico (Al-Fraidi & Zawawi 2010), ou com tratamento ortodôntico segmentar como arcos de borda (Acar & Ates 2016). A intrusão pode ser num único dente ou num grupo de dentes, unilateral (Foat et al., 2015) ou bilateral (Prakash et al., 2014; Salazar et al., 2018; Al-Fraidi & Zawawi 2010). É uma abordagem interdisciplinar baseada no uso de terapia ortodôntica, periodontal, restauradora e de implantes (Arslan et al., 2010). É considerada como uma melhor opção de tratamento para dentes intruídos do que a redução protética ou a extração de dentes extruídos (Prakash et al., 2014). Demonstra uma forma de força baixa, contínua e bem controlada sem causar movimentos recíprocos de outros dentes em direção e magnitude e cria um espaço interoclusal adequado para substituir o(s) dente(s) em falta através da construção de PF (Acar & Ates 2016; Faot et al., 2015; Al-Fraidi & Zawawi 2010). Pode ser aplicado para o tratamento ou correção do(s) dente(s) supraerupcionado(s) da arcada maxilar (Acar & Ates 2016; Prakash et al., 2014; Salazar et al., 2018;Faot et al., 2015; Al-Fraidi & Zawawi 2010), ou na arcada mandibular (Arslan et al., 2010; Tiago et al., 2016), ou na região anterior (Faot et al., 2015).

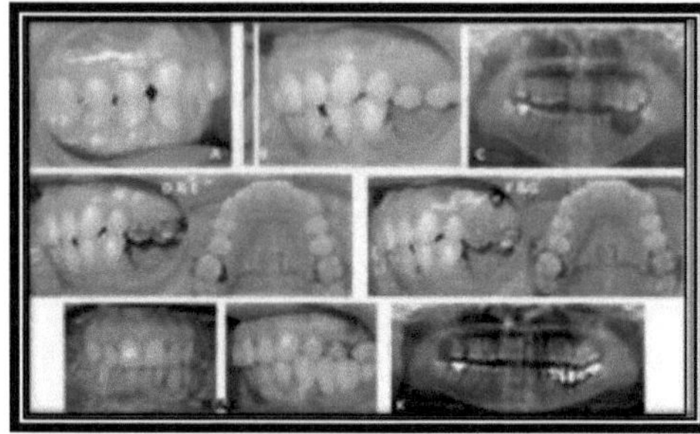

Figura: (A-C) Vistas pré-operatória e panorâmica. (D-G) Arco segmentar e mini-implante. (H e K) Vistas após a remoção do mini-implante e dos aparelhos (Acar & Ates 2016).

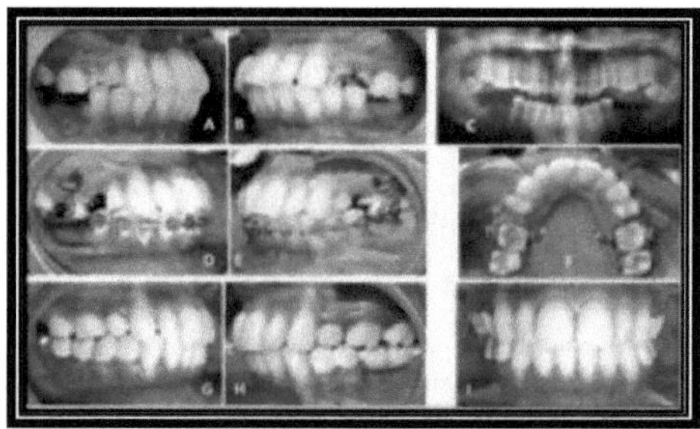

Figura: (A-C) Vistas pré-operatória e panorâmica. (D-F) Intrusão de molares superiores bilaterais utilizando mini-implantes com mola de liga metálica. (G-I) Vistas intra-orais pós-operatórias (Faot et al., 2015).

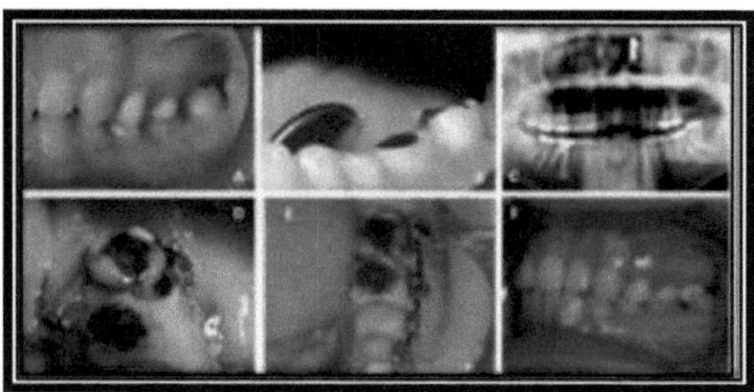

Figura: (A) 2º molar inferior supra-erupcionado. (B) Superfícies oclusais excessivamente aparadas do 2º pré-molar e 1º molar inferiores esquerdos. (C) Pós-operatório.
(D) Mini-implantes e mini-implantes fixados no 2º molar inferior por mola helicoidal e fio elástico. (E) Aparelho fixo parcial nos 1º e 2º pré-molares e 1º molar inferiores para corrigir a posição do 2º molar inferior. (F)
Intrusão do 2º molar mandibular esquerdo (Arslan et al., 2010)

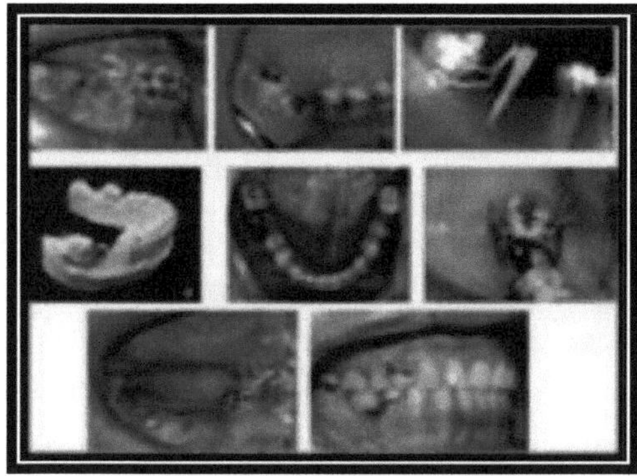

Figura 8. (A) Extrusão do dente # 47. (B) Mini-implante ortodôntico. (C e D) Radiografia do mini-implante e do pilar ortodôntico cimentado e com fio. (E e F) Vista da intrusão e verticalização. (G) Após intrusão e estabilização. (H) Com reabilitação (Tiago et al., 2016).

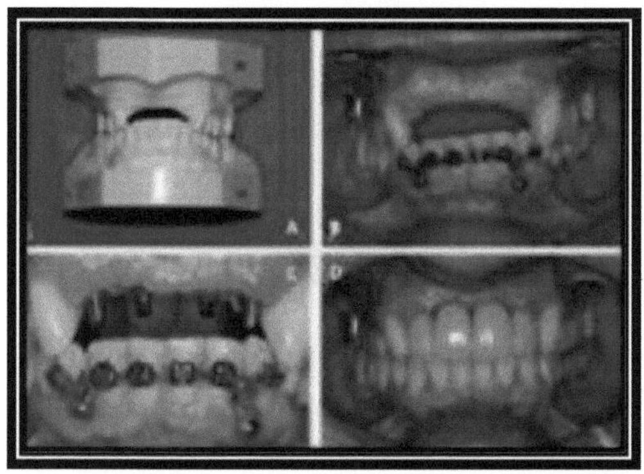

Figura: (A) Modelo da região anterior da maxila. (B) Vista frontal da avaliação clínica. (C) Espaço interoclusal disponível após a seleção do pilar protético. (D) Vista frontal da reabilitação final (Faot et al., 2015).

2. Tratamento semiconservador:

Este tipo de tratamento para dente(s) supra-erupcionado(s) depende principalmente da quantidade de supra-erupção. Se a supra-erupção estiver entre 0,1-2 mm, pode ser tratada com enamloplastia ou coronoplastia. Se a quantidade de supra-erupção for superior a 1,5 mm, pode ser corrigida por tratamento intencional do canal radicular (TCR) seguido de endocrown; por intrusão seguida de TCR; ou pela redução do(s) dente(s) supra-erupcionado(s) seguida de TCR intencional na arcada maxilar ou na arcada mandibular. Finalmente, pode ser montada por uma combinação de alongamento de coroa (CL) e coroamento. Essas abordagens são descritas a seguir:

Enameloplastia ou coronoplastia: Esta abordagem consiste numa redução selectiva das interferências oclusais para influenciar as condições de contacto mecânico e o padrão neural de entrada sensorial. Trata-se de uma alteração direta e irreversível do esquema oclusal. A função completa do ajuste oclusal é eliminar a ação nociva das forças oclusais. Ele fornece a estimulação funcional necessária para preservar a saúde periodontal durante as atividades (Carranza et al., 2018; Rosenstiel et al., 2015; Shillingburg et al., 2012; Mahoorkar et al., 2010). Os objetivos da coronoplastia são eliminar mecanicamente todos os contactos supra oclusais em hábitos de função e parafunção. Para além disso, previne o trauma de oclusão, proporciona uma oclusão e esquema oclusal estável após o ajuste e melhora a relação funcional entre os dentes (Mahoorkar et al., 2010 e Malathi et al., 2014).

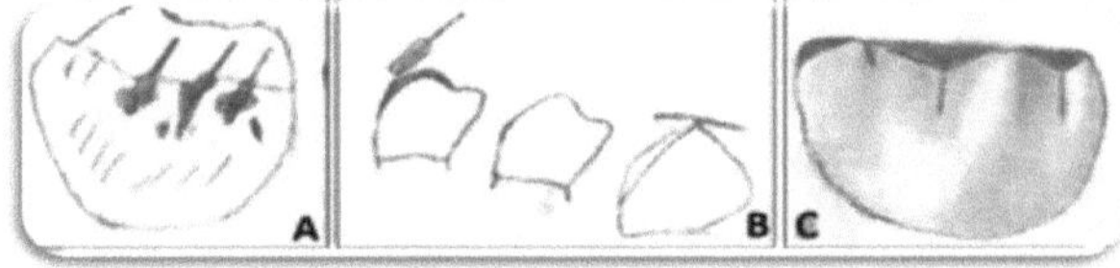

Figura: Tipos de enamloplastia ou coronoplastia, A, Grooving; B, Spheroiding; C, Pointing (Stewart et al., 1983).

Endocrowns com RCT intencional:

Os resultados dos ensaios clínicos mostraram que os clínicos podem restaurar dentes utilizando endocrowns para melhorar as restaurações a longo prazo para os pacientes (Sun et al., 2019). As endocrowns após RCTs intencionais são uma boa opção de tratamento para restaurar dentes posteriores tratados endodonticamente supraerupcionados. O seu uso, especialmente para dentes tratados endodonticamente com coroas clínicas curtas e para dentes onde a anatomia radicular elimina o uso de pino e núcleo, também pode ser justificado (Basutkar et al., 2018). Novos mecanismos de ligação melhorados e avanços na tecnologia cerâmica e técnicas adesivas aumentaram a fiabilidade das endocrowns como opções de tratamento (Basutkar et al., 2018; Bindle & Mormann 1999; Sevimli et al., 2015).

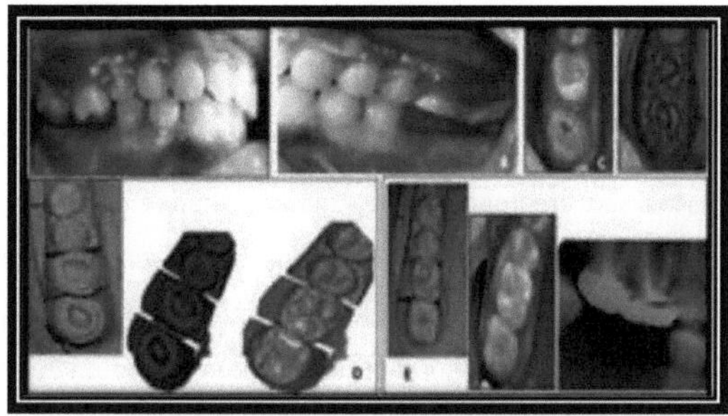

Figura: (A) Dentes supra-erupcionados # 16 e 17 com ↓ interoclusão. (B) Após a RCT, foi efectuada uma redução oclusal para restaurar o plano oclusal e recuperar o espaço interarcos, resultando numa coroa clínica curta. (C) Após a RCT com a linha de acabamento do ombro supragengivalmente e preparação dentro da câmara pulpar para a endocrown. (D) Matrizes de endocrowns digitalizadas. (E) Coroas dentárias cimentadas (Basutkar et al., 2018)

Intrusão com RCT e coroamento:

Nalguns casos, o tratamento bem-sucedido de dente(s) sobreerupcionado(s) com recessão gengival grave pode necessitar de uma abordagem multidisciplinar. Após a terapia periodontal não cirúrgica inicial e a RCT intencional, a extrusão do molar superior pode ser corrigida utilizando um microimplante seguido de cobertura da recessão gengival e próteses fixas para substituir o(s) dente(s) extraído(s); a RCT intencional é então recomendada (Mehta et al., 2018).

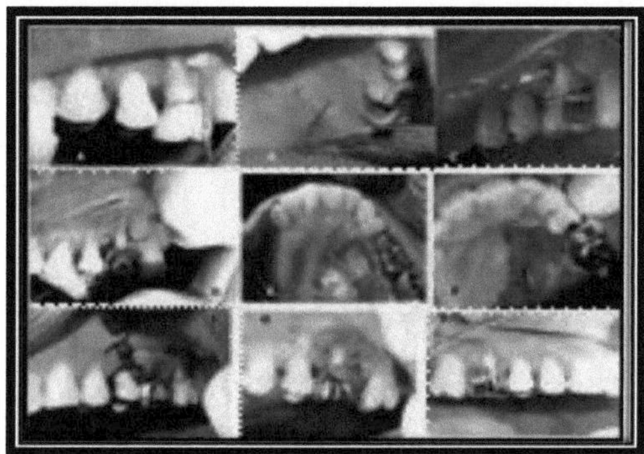

Figura: (A) Dente supra-erupcionado # 26. (B) Verificação óssea com sonda periodontal. (C) Colocação de microimplante e intrusão pós-ortodôntica. (D-J) Pós-cirurgia endodôntica e retalho. (H e I) Coroa cimentada (Mehta et al., 2018).

Redução de dentes com RCT intencional e coroamento:

Os dentes supra-erupcionados nas arcadas são reduzidos, seguidos de RCT, CL e coroas intencionais. Estes passos são efectuados para criar resultados estéticos estáveis e a longo prazo. É avaliada a estabilidade a longo prazo dos níveis ósseos marginais, dos níveis gengivais e do estado dos dentes submetidos a terapia endodôntica seguida de CLP e restaurações finais. Os casos que foram submetidos a CL e terapia endodôntica para correção dos dentes supra-erupcionados para recuperar os espaços inter-oclusais perdidos foram recuperados, e casos com um conjunto completo de dados clínicos e radiográficos foram obtidos. A quantidade de espaço interoclusal recuperada foi adequada para restaurar os dentes perdidos na arcada oposta. A CL é um procedimento preditivo para a correção de dentes supra-erupcionados na maxila ou nas arcadas mandibulares com uma taxa de sobrevivência de 100% ao longo de 24-96 meses (Patil et al., 2016).

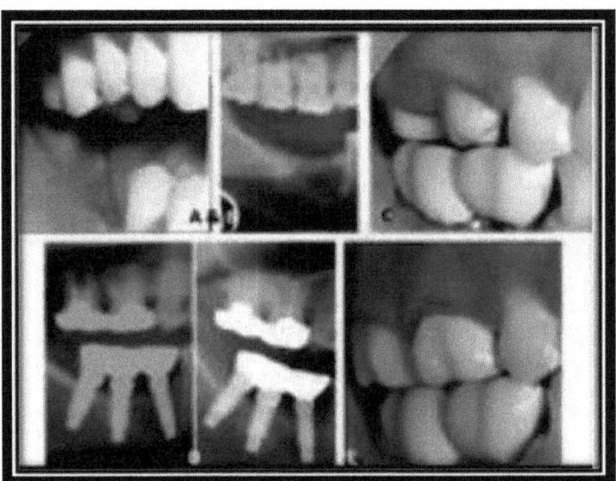

Figura: (A e B) Vistas pré-operatórias dos dentes supra-irrompidos n.º 16, 17 e 18. (C) RCT intencional dos dentes n.º 16 e 17 e extração do dente n.º 18. (D) Coroamento dos dentes # 16 e 17 e implantes com coroas dos molares inferiores. (E) Vista pós-operatória após 96 meses (Patil et al., 2016).

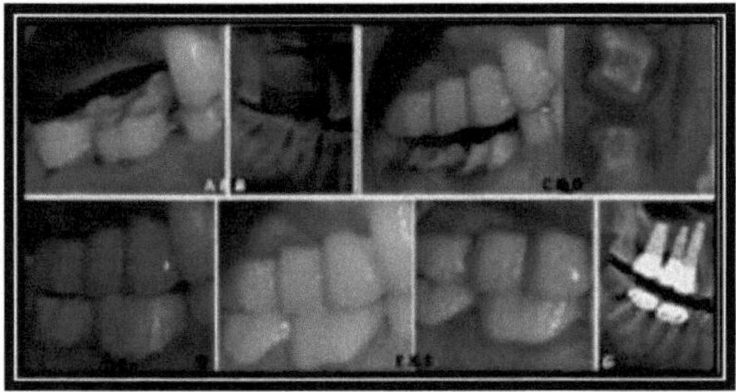

Figura: (A e B) Vista pré-operatória dos dentes 46 e 47. (C e D) Após redução oclusal e RCTs intencionais. (D) Dentes maxilares e mandibulares com a prótese final. (E-G) Vistas pós-operatórias após 56 meses (Patil et al., 2016).

Alongamento da coroa com coroamento:

Dentes com coroas clínicas curtas e que foram submetidos a RCT seguido de ressecção óssea de CL e próteses finais com margens equigengivais sobrevivem por longos períodos com níveis estáveis de tecido gengival e osso. Este tipo de tratamento pode ser utilizado de forma previsível para corrigir dente/dentes sobreerupcionados e para obter o espaço interarcos necessário para fins protéticos. Este tratamento resulta num resultado favorável da prótese a longo prazo (Patil et al., 2016).

3. Tratamento não conservador:

Nesta categoria, o(s) dente(s) supra-erupcionado(s) pode(m) ser alargado(s) em 4 mm ou mais em relação ao plano oclusal e pode(m) ser corrigido(s) apenas por cirurgia ortognática ou remoção. Esta categoria envolve os seguintes tratamentos

Tratamento cirúrgico ortognático:

Nesta abordagem, a osteotomia segmentar maxilar posterior (PMSO) pode ser eficaz na correção do problema de supraerupção através de uma extrusão dentoalveolar (Meningaud et al., 2006; Punde 2013). Esta técnica é simples, segura e rápida, mas rigorosa, que pode alcançar um bom resultado cirúrgico, mas uma oclusão final pobre. Algumas distorções podem ocorrer em qualquer fase da cirurgia. Assim, o uso de um guia cirúrgico na forma de um splint de acrílico é obrigatório para alcançar uma oclusão final aceitável. A colocação de um fio ortodôntico ou de uma prótese provisória pode evitar o risco de movimento nas dimensões transversal e vertical (Erverdi et al., 2006). A técnica PMSO é recomendada para proporcionar espaço interarcos adequado na presença de dente(s) supra-erupcionado(s) posterior(es) e é geralmente realizada sob anestesia geral. Através desta técnica, aproximadamente 4 mm ou mais de espaço interoclusal podem ser alcançados a partir do espaço pré-operatório existente; este efeito permite a restauração protética da dentição na arcada oposta. O resultado desta técnica é estável sem complicações ao longo de 16-18 meses de pós-operatório (Punde 2013). Além disso, o PMSO pode ser bilateral (Baeg et al., 2016).

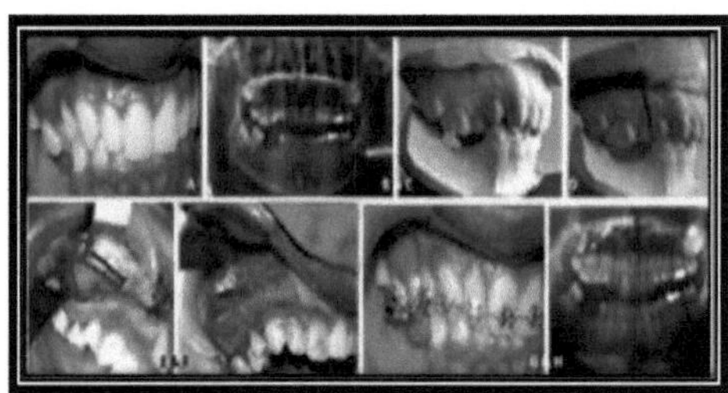

Figura: (A) Dentes maxilares supra-erupcionados. (B e C) Vistas pré-operatórias. (D) Cirurgia simulada e segmento posterior reposicionado para confeção da tala. (E e F) Cortes de osteotomia 5 mm acima dos ápices dos molares e segmento posicionado superiormente. (G e H) Pós-operatório após 6 meses (Punde 2013).

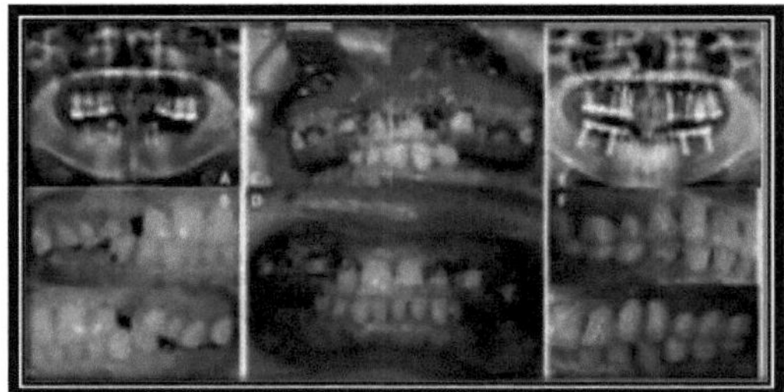

Figura: (A e B) Vistas pré-operatórias mostrando a supraerupção dos dentes com espaço interdentário de 0 mm. (C e D) Durante o PMSO. (E e F) Vistas pós-operatórias mostrando ↑espaço interdentário por FPD suportada por implante (Baeg et al., 2016)

Corticotomia:

Este método é uma abordagem eficaz para obter a intrusão do(s) dente(s) supra-erupcionado(s) sem quaisquer efeitos secundários, utilizando ancoragem esquelética. É rápido e proporciona resultados altamente previsíveis quando realizado através de cirurgia piezoeléctrica ultra-sónica, que é mais segura e causa menos trauma ósseo do que outras técnicas de osteotomias (Grenga e Bovi., 2013).

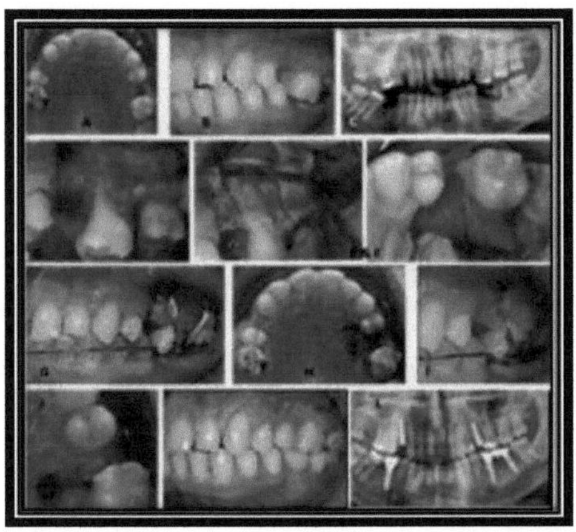

Figura: (A-C) Vista pré-operatória do dente # 26. (D-F) Durante a cirurgia e cortes ósseos adjacentes ao dente. (G e H) Mini-implantes inseridos mesial e distalmente aos cortes ósseos verticais com fio de ligadura palatina. (I e J) Durante a intrusão. (K e L) Vistas pós-operatórias (Grenga e Bovi 2013).

TRATAMENTO PARA ESPAÇOS LIMITADOS EM FPD :

Uma COROA METÁLICA é frequentemente indicada em casos de distância interarcos reduzida. Isto deve-se a várias vantagens fundamentais que as coroas metálicas oferecem nestas situações. Em primeiro lugar, as coroas metálicas são conhecidas pela sua resistência e durabilidade, permitindo-lhes suportar forças oclusais significativas, o que é crucial quando o espaço é limitado e as forças sobre a prótese são elevadas. Além disso, as coroas metálicas requerem menos redução do dente em comparação com as coroas totalmente em cerâmica, o que as torna benéficas em cenários com espaço interarcos limitado, uma vez que ajudam a preservar mais estrutura dentária. Além disso, o metal pode ser fundido em secções mais finas do que a cerâmica, permitindo uma restauração mais fina que se adapta melhor a espaços restritos entre as arcadas superior e inferior. Por último, os metais utilizados nas coroas dentárias são geralmente biocompatíveis e têm uma longa história de utilização bem sucedida em restaurações dentárias. Por conseguinte, as coroas metálicas são uma opção adequada para as FPDs em situações em que o espaço inter-arcos é limitado, combinando resistência, durabilidade, redução mínima do dente e um perfil fino para enfrentar eficazmente os desafios apresentados pela distância inter-arcos reduzida.

PAPEL DA DISTÂNCIA INTERARCOS NA PRÓTESE MAXILOFACIAL

As deformidades maxilofaciais são embaraçosas para os pacientes e podem afetar negativamente a sua saúde física e psicológica, podendo resultar em graves problemas psiquiátricos, familiares e sociais[139]. Estas deformidades podem ser congénitas, causadas por malformações e distúrbios do desenvolvimento, ou adquiridas, causadas por patologias como doenças necrosantes e onco-cirurgias ou traumatismos[140].

As próteses maxilofaciais têm um impacto importante na qualidade de vida e na autoestima do paciente, uma vez que podem corrigir imediatamente os defeitos que ocorrem após os procedimentos cirúrgicos[141]. As próteses permitem a reintegração do indivíduo no seu meio social e familiar, tornando-o mais feliz e confiante. Para alcançar o sucesso, é necessária a integração de diferentes profissionais de saúde, como médicos, enfermeiros, psicólogos, fisioterapeutas, terapeutas da fala e dentistas para a reabilitação protética.

Classificação das próteses maxilofaciais

Em geral, as próteses maxilofaciais podem ser classificadas como restauradoras ou complementares. As próteses restauradoras substituem a perda óssea ou reparam as deformidades do contorno facial. Podem estar localizadas internamente no interior dos tecidos ou externamente como próteses orais, oculares ou faciais.

Próteses Obturadoras Palatinas:

Os pacientes com defeitos uni ou bilaterais podem apresentar colapso facial, dificuldade de mastigação e deglutição, fala ininteligível e baixa qualidade de vida. As próteses obturadoras palatinas são confeccionadas para fechar a comunicação entre as cavidades oral e nasal, restabelecendo a fala e melhorando a mastigação e a deglutição do paciente. Pacientes que foram submetidos a maxilectomia podem apresentar um suporte deficiente para a prótese, podendo prejudicar sua estabilidade e capacidade de retenção.

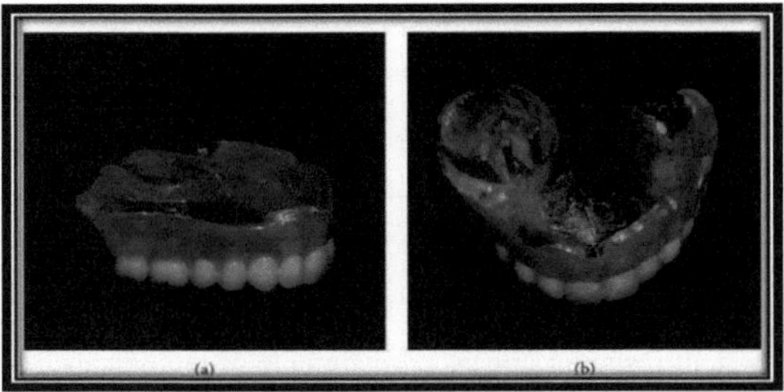

Fig: Obturador palatino

De acordo com Wang, os factores que afectam o prognóstico de uma prótese são o tamanho do defeito, o número de dentes restantes, a quantidade de tecido saudável, a qualidade da mucosa, a exposição à radioterapia e a capacidade do doente para aceitar o tratamento protético139.

A estabilidade e a retenção de uma prótese obturadora dependem de diferentes factores, como o tamanho e a localização do defeito, o número de dentes remanescentes e a área de suporte do palato remanescente; ou seja, quanto maior o defeito, menor o número de dentes remanescentes e quanto menor a área de suporte, pior a estabilidade e a retenção. A ressecção total da maxila tem um prognóstico desfavorável140.

Nestes casos, é essencial uma equipa multidisciplinar para desenvolver e implementar um plano de tratamento adequado que preserve as estruturas saudáveis e, quando possível, aplique enxertos ósseos ou de pele na parede da cavidade sinusal. As próteses obturadoras podem ser confeccionadas antes da cirurgia e aplicadas imediatamente após a mesma para proteger a cavidade cirúrgica. Em alternativa, podem ser temporárias, fabricadas algumas semanas após a cirurgia, dando tempo para a personalização e reparação dos tecidos. As próteses restauradoras, ou definitivas, são fabricadas após a cicatrização. Têm todas as caraterísticas das próteses convencionais, são mais funcionais e resultam numa melhor estética.

Próteses mandibulares:

A mandibulectomia parcial ou total afecta todo o sistema estomatognático, pelo que a cirurgia e a reconstrução protética são particularmente difíceis. Quanto maior for a ressecção, pior será o prognóstico para os pacientes manterem a dentição. A dimensão e a localização do tumor, a extensão da língua, o grau de envolvimento dos tecidos moles e o número de dentes remanescentes após uma mandibulectomia são factores importantes que influenciam o sucesso dos tratamentos de restauração. Independentemente da quantidade de tecido removido da mandíbula, a cirurgia causa diversas sequelas funcionais e estéticas para o paciente. As consequências incluem diminuição da qualidade mastigatória e impacto na aparência facial, comprometimento da fala, má oclusão, dificuldades de deglutição, piora na qualidade de vida e xerostomia causada pela radioterapia. As próteses completas mucosuportadas ou as próteses parciais amovíveis podem restaurar apenas parcialmente as qualidades estéticas perdidas. No entanto, a função permanece prejudicada, uma vez que o tratamento não pode ser optimizado devido a alterações articulares e a uma área basal protética reduzida.

CONCLUSÃO

A distância inter-arcos, o espaço vertical entre as arcadas superior e inferior quando a boca está fechada, é uma consideração crucial no tratamento protético. A avaliação e gestão adequadas da distância interarcos são essenciais para o sucesso das restaurações protéticas, incluindo dentaduras, coroas, pontes e próteses implanto-suportadas. Uma distância interarcos correta assegura uma funcionalidade óptima da prótese, permitindo uma mastigação, fala e conforto eficazes. Além disso, uma distância interarcos adequada contribui para os resultados estéticos, mantendo as proporções faciais e assegurando um aspeto natural dos dentes protéticos. Os requisitos anatómicos e funcionais de cada paciente devem ser meticulosamente avaliados, sendo necessárias abordagens personalizadas para obter os melhores resultados clínicos. A gestão adequada da distância interarcos acaba por melhorar os resultados funcionais e estéticos dos tratamentos protéticos, levando a uma maior satisfação do paciente e à melhoria da saúde oral.

REFERÊNCIAS

1) Joshi U, Patil SK, Siddiqua A, Thakur N. Osteotomia segmentar maxilar posterior para tratamento de dentes supra-erupcionados - um relato de caso. Jornal Internacional de Clínicas Dentárias 2010;2(3):64-67.

2) Mopsik ER, Buck RP, Connors JO. Intervenção cirúrgica para restabelecer o espaço intermaxilar adequado antes da prótese fixa ou removível. The Journal Of the American Dental Association 1977;95(5):957-60.

3) Lee HE, Lee KT, Tseng YC, Huang IY, Chen CM. Gestão interdisciplinar do espaço intermaxilar posterior desfavorável. Br J Oral Maxillofacial Surgery 2008;46(5):413-5.

4) Chun YS, Row J, Yang SJ, Cha HS, Han JS. Gestão de molares superiores extruídos para acomodar uma restauração mandibular: um relatório clínico. J Prosthet Dent 2000;83(6):604-6.

5) Watson RM. O papel das próteses removíveis e implantes na restauração da dentição desgastada. Eur J Prosthodont Restor Dent 1997;5(4):181-6.

6) Craddock HL, Youngson CC, Manogue M, Blance A. Alterações oclusais após a perda de dentes posteriores em adultos. Parte 1: um estudo dos parâmetros clínicos associados à extensão e tipo de supraerupção em dentes posteriores não opostos. J Prosthodont 2007;16(6):485-94.

7) Dahl BL, Carlsson GE, Ekfeldt A. Desgaste oclusal dos dentes e materiais de restauração. Uma revisão da classificação, etiologia, mecanismos de desgaste e alguns aspectos dos procedimentos de restauração. Ata Odontol Scand 1993;51(5):299-311.

8) Chen CM, Tseng YC, Huang IY, Yang CF, Shen YS, Lee HE, Chen CH. Gestão interdisciplinar de um paciente com implantes dentários: um relato de caso. Kaohsiung J Med Sci 2004;20(8):415-8.

9) Armellini D, Bilko S, Carmichael RP, von Fraunhofer JA. Prótese aparafusada para locais de implantes Straumann com espaço interoclusal limitado. J Prosthodont 2006;15(3):198-201.

10) Chaimattayompol N, Arbree NS. Avaliação da limitação de espaço no interior de uma prótese completa para implantes. J Prosthet Dent 2003;89(1):82-5.

11) Igarashi Y, Yamashita S, Kuroiwa A. Alterações na distância interarcos e na posição condilar relacionadas com a perda de suporte oclusal em pacientes parcialmente edêntulos. Um estudo piloto. Eur J Prosthodont Restor Dent 1999;7(4):107-11.

12) Burns DR, Ward JE. Uma revisão dos attachments para o desenho de próteses parciais removíveis: Parte 2. Planeamento do tratamento e seleção de attachments. Int J Prosthodont 1990;3(2):169-74.

13) Wakabayashi N, Mizutani H, Ai M. Prótese parcial removível em titânio fundido para um paciente com uma distância interarcos severamente reduzida: relato de um caso. Quintessence Int 1997;28(3):173-6.

14) Alsiyabi AS, Felton DA, Cooper LF. O papel da seleção do encaixe do pilar na resolução da distância inter-arcos inadequada: um relatório clínico. J Prosthodont 2005;14:184-190.

15) Figueras-Alvarez O, Clua-Palau A, Caponi LQ, Vidal-Ponsoda C. Avaliação do espaço interarcos em pacientes edêntulos reabilitados com próteses removíveis completas utilizando software de acesso aberto. J Dent 2022;123:104127.

16) Dimple Bhawnani1, Abhilasha Bhasin, Sneha Mantri, Pushkar Gupta.Prosthetic Considerations in Implant Prostheses Treatment Planning -A Review South Asian Research Journal of Oral and Dental Sciences 2021;3(4):99-103

17) Kao DW, Fiorellini JP. Uma classificação interarcos da relação do rebordo alveolar. Int J Periodontics Restorative Dent 2010;30(5):523-9.

18) Deepak N. Manual de Prótese Dentária. 1.ª ed. Nova Deli: Jaypee Brothers Medical Publishers; 2017. Página:25.

19) Radke U, Mundhe D. Prótese completa maxilar oca. J Indian Prosthodont Soc 2011;11(4):246-9.

20) Próteses com superfície oclusal metálica: Relatório de um caso Devendra Chopra, Naorem Satish Kumar Singh, Deepak Sharma Jornal Internacional de Ciências Clínicas Dentárias 2012;3(1):11-4.

21) Craddock HL, Youngson CC. Um estudo sobre a incidência de sobre-erupção e interferências oclusais em dentes posteriores não opostos. Br Dent J 2004;196(6):341-8.

22) Kiliaridis S, Lyka I, Friede H, Carlsson GE, Ahlqwist M. Posição vertical, rotação e inclinação de molares sem antagonistas. Int J Prosthodont 2000;13(6):480-6.

23) Smith R. Os efeitos da extração dos segundos molares permanentes superiores na posição dos segundos molares permanentes inferiores. Br J Orthod 1996;23(2):109-14.

24) Kaplan P. Drifting, tipping, supraeruption, and segmental alveolar bone growth. J Prosthet Dent 1985;54(2):280-3.

25) Wostmann B, Budtz-Jørgensen E, Jepson N, Mushimoto E, Palmquist S, Sofou A e

Owall B. Indicações para próteses parciais amovíveis: Uma revisão da literatura. Int J Prosthodont 2005;18:139-145.

26) Dr. Punjabi S, Dr. Palekar U, Dr. Srivastava R, Dr. Choukse V Conceber próteses parciais amovíveis em torno de dentição difícil. Jornal Nacional de Ciências e Investigação Dentária 2017;1(5):42-46.

27) Tyson K, Yemm R, Scott B. Understanding partial denture design. Oxford University Press; 2006.

28) Aggarwal S, Suganna M, Mittal V, Mahajan T e Shah R. Prótese oclusal metálica de sobreposição - Terapia Pivotal para redução do espaço interarcos: Um relato de caso. Journal of Dental Specialities 2014;2:72-75.

29) Kokate SR, Banga P e Chavan K. Reabilitação de boca inteira num paciente com múltiplos dentes cariados e atritados: Relato de um caso clínico. Endodontologia. 133-137.

30) Kamble VD. Reabilitação de dentição severamente desgastada e edentulismo parcial com próteses fixas e removíveis: Um relatório clínico. Int J Pros Res Den 2013;3:57-61.

31) Phoenix RD, Cagna DR, DeFreest CF. Stewart's clinical removable partial prosthodontics. Chicago: Quintessence; 2003.

32) Carr AB, Brown DT. McCracken's removable partial prosthodontics. Elsevier Health Sciences; 2010.

33) Chan MF, Adams D, Brudvik JS. A prótese parcial removível swing-lock na prática clínica. Dent Update 1998;25(2):80-4.

34) Bhandari AJ. Um tipo inovador e simples de prótese parcial provisória labial não convencional. Jornal de ciências dentárias e afins. 2016;5:102-104.

35) Lynch CD, Allen PF. A prótese swing-lock: a sua utilização na prótese parcial removível convencional. Dent Update 2004;31(9):506-8.

36) Carpentieri J, Greenstein G, Cavallaro J. Hierarquia do espaço de restauração necessário para diferentes tipos de próteses de implantes dentários. J Am Dent Assoc 2019;150(8):695-706.

37) Chaimattayompol N, Arbree NS. Avaliação da limitação de espaço no interior de uma prótese completa para implantes. J Prosthet Dent 2003;89(1):82-5.

38) McGEE GF. Utilização de medidas faciais na determinação da dimensão vertical. J Am Dent Assoc 1947;35(5):342-50.

39) Mack MR. Dimensão vertical oclusal gerada facialmente. Compend Contin Educ Dent 1997;18(12):1183-6.

40) O Glossário de Termos de Dentisteria Protética: Nona edição. J Prosthet Dent 2017;117(5S):e1-e105.

41) Pound E. Utilizar a fala para simplificar um serviço de prótese personalizado. J Prosthet Dent 1970;24(6):586-600.

42) Misch CE, Goodacre CJ, Finley JM, Misch CM, Marinbach M, Dabrowsky T, English CE, Kois JC, Cronin RJ Jr. Relatório do painel da conferência de consenso: diretrizes de espaço em altura da coroa para a implantologia - parte 2. Implant Dent 2006;15(2):113-21.

43) Fabbri G, Sorrentino R, Cannistraro G, Mintrone F, Bacherini L, Turrini R, Bombardelli T, Nieri M, Fradeani M. Aumentar a dimensão vertical da oclusão: Um estudo clínico comparativo retrospetivo multicêntrico em 100 pacientes com reabilitações de arcada completa suportadas por dentes fixos, mistas e suportadas por implantes. Int J Periodontics Restorative Dent 2018;38(3):323-335.

44) Misch CE, Goodacre CJ, Finley JM, Misch CM, Marinbach M, Dabrowsky T, English CE, Kois JC, Cronin RJ Jr. Relatório do painel da conferência de consenso: diretrizes de espaço em altura da coroa para a implantologia - parte 1. Implant Dent 2005;14(4):312-8.

45) Silverman MM. A precisão comparativa do espaço de fala do armário e do espaço da autoestrada na medição da dimensão vertical. J Acad Gen Dent 1974;22(5):34-6.

46) Spear F. O bordo incisal central do maxilar: uma chave para o planeamento do tratamento estético e funcional. Compend Contin Educ Dent 1999;20(6):512-6.

47) Spear F. Demasiado dente, pouco dente: tomar decisões sobre a posição do dente anterior. J Am Dent Assoc. 2010;141(1):93-6.

48) Misch CE. Diretrizes para a posição do bordo incisal maxilar - um estudo piloto: a chave é o canino. J Prosthodont 2008;17(2):130-134.

49) Cooper LF, Limmer BM, Gates WD. "Rules of 10" - orientações para um planeamento e tratamento bem-sucedidos do edentulismo mandibular com implantes dentários. Compend Contin Educ Dent 2012;33(5):328-34.

50) Ahuja S, Cagna D. Classificação e gestão do espaço de restauração em desdentados Phillips K, Wong KM. Requisito de espaço vertical para a prótese fixa destacável, suportada por implantes. Compend Contin Educ Dent 2002;23(8):750-2, 754, 756.

51) Pacientes com sobredentadura de implante. J Prosthet Dent 2011;105(5):332-337.

52) Lee CK, Agar JR. Planeamento cirúrgico e protético para uma sobredentadura mandibular retida por dois implantes: um relatório clínico. J Prosthet Dent 2006;95(2):102-5.

53) Carpentieri J, Tarnow D. A Sobredentadura Mandibular de Dois Implantes: O padrão de cuidados de primeira escolha para o paciente com prótese edêntula. Mahwah, NJ: Montage Media; 2007:26.

54) Massad JJ, Connelly ME, Rudd KD, Cagna DR. Dispositivo oclusal para avaliação diagnóstica das relações maxilomandibulares em pacientes edêntulos: uma técnica clínica. J Prosthet Dent 2004;91(6):586-90.

55) Bridger DV, Nicholls JI. Distorção de próteses parciais fixas de ceramometal durante o ciclo de queima. J Prosthet Dent 1981;45(5):507-14.

56) Carpentieri J. Opções de tratamento para a mandíbula desdentada: aplicação clínica da sobredentadura de dois implantes. PractProcedAesthet Dent 2004;16(2):105-12.

57) Heydecke G, Boudrias P, Awad MA, De Albuquerque RF, Lund JP, Feine JS. Comparações intra-sujeito de próteses de implantes fixos e removíveis maxilares: Satisfação do paciente e escolha da prótese. Clin Oral Implants Res 2003;14(1):125-30.

58) Drago C, Carpentieri J. Tratamento dos maxilares com implantes dentários: diretrizes para o tratamento. J Prosthodont 2011;20(5):336-47.

59) Tallgren A. A redução contínua dos rebordos alveolares residuais em utilizadores de próteses completas: um estudo longitudinal misto abrangendo 25 anos. J Prosthet Dent 1972;27(2):120-32.

60) Atwood DA, Coy WA. Estudo clínico, cefalométrico e densitométrico da redução de cristas residuais. J Prosthet Dent 1971;26(3):280-95.

61) Chee W, Jivraj S. Restaurações suportadas por implantes aparafusados versus cimentados. Br Dent J 2006;201(8):501-507.

62) Kendrick S, Wong D. Dimensões verticais e horizontais da dentisteria de implantes: números que todos os dentistas devem saber. Inside Dentistry 2009; julho/agosto:2-5.

63) Misch CE. Princípios para pilar e parafusos protéticos e componentes e próteses aparafusados. Em: Misch E, ed. Dental Implant Prosthetics. 2ª ed. St. Louis, MO: Elsevier; 2005:724-752.

64) Sadowsky SJ. Considerações de tratamento para overdentures de implantes maxilares: uma revisão sistemática. J Prosthet Dent 2007;97(6):340-8.

65) Carpentieri J, Drago C. Tratamento de maxilares edêntulos e parcialmente edêntulos: diretrizes clínicas. J Implant Reconstr Dent 2011;3(1):7-17.

66) Shirakura A, Lee H, Geminiani A, Ercoli C, Feng C. A influência da espessura da porcelana de revestimento de coroas de cerâmica pura e metalo-cerâmica na resistência à falha após carga cíclica. J Prosthet Dent 2009;101(2):119-27.

67) Lan TH, Liu PH, Chou MM, Lee HE. Resistência à fratura de coroas de zircónia monolítica com diferentes espessuras oclusais em próteses de implantes. J Prosthet Dent 2016;115(1):76-83.

68) Greenstein G, Carpentieri J, Cavallaro J. Contactos abertos adjacentes a restaurações de implantes dentários: Etiologia, incidência, consequências e correção. J Am Dent Assoc 2016;147(1):28-34.

69) Dozic A, Kleverlaan CJ, Meegdes M, van der Zel J, Feilzer AJ. A influência da espessura da camada de porcelana na cor final das restaurações de cerâmica. J Prosthet Dent 2003;90(6):563-70.

70) Krennmair G, Krainhöfner M, Piehslinger E. A influência do desenho da barra (barra redonda versus barra fresada) na manutenção protética de overdentures mandibulares suportadas por 4 implantes: um estudo prospetivo de 5 anos. Int J Prosthodont 2008;21(6):514-20.

71) McGarry TJ, Nimmo A, Skiba JF, Ahlstrom RH, Smith CR, Koumjian JH, Guichet GN; Colégio Americano de Dentisteria Protética. Sistema de classificação para o paciente completamente dentado. J Prosthodont 2004;13(2):73-82.

72) Drago C, Howell K. Conceitos para a conceção e fabrico de estruturas de implantes metálicos para próteses de implantes híbridos. J Prosthodont 2012;21(5):413-24.

73) Bertolotti RL, Moffa JP. Taxa de fluência de ligas de porcelana em função da temperatura. J Dent Res 1980;59(12):2062-5.

74) Kan JY, Rungcharassaeng K, Bohsali K, Goodacre CJ, Lang BR. Métodos clínicos para avaliar a adaptação da estrutura do implante. J Prosthet Dent 1999;81(1):7- 13.

75) Bidra AS, Tischler M, Patch C. Sobrevivência de 2039 próteses de zircónia suportadas por implantes fixos de arcada completa: Um estudo retrospetivo. J Prosthet Dent 2018;119(2):220-224.

76) Hjalmarsson L. Sobre estruturas de cobalto-crómio em implantologia dentária. Swed Dent J Suppl 2009;(201):3-83.

77) Li J, Chen C, Liao J, Liu L, Ye X, Lin S, Ye J. Resistência de ligação da porcelana a ligas de cobalto-crómio fabricadas por fundição, fresagem e fusão selectiva a laser. J Prosthet Dent 2017;118(1):69-75.

78) Gupta A, Gupta G, Senta M, Sanas A et al. Tratamento do Espaço Interarco Reduzido com Fixação de Precisão Prostho - Abordagem Interdisciplinar Perio - Um Relato de Caso. IOSR J Dent Med Sci 2024;23(5):48-53.

79) Misch Ce. Dental Implant Prosthetics (Próteses de implantes dentários). Mosby 2005:165-6.

80) Basutkar N & Alamoudi R & Alharbi R. Reabilitação total da boca de um paciente com problemas de espaço restaurador - um relato de caso. Jornal Asiático de Investigação Farmacêutica e Cuidados de Saúde 2020;12:1-7

81) Nasser M. Al Ahmari, Metaib A. Aldhalail, Nazim H. Abidi et al.Técnicas de Gestão de Dentes Supraerupcionados antes do Tratamento Protético: Revisão actualizada Biosc.Biotech.Res.Comm 2020;13(1):261-273.

82) Soni R, Yadav H, Priya A. Prótese combinada com fixação de precisão para extensão distal da arcada classe I de Kennedy: Um relato de caso. Indian J. Sci. Res 2018;20(2):126-8.

83) Jain A.R. Um tratamento protético alternativo para o defeito grave do rebordo anterior utilizando o sistema de barra de Andrew de prótese parcial fixa removível. Revista Mundial de Medicina Dentária 2013;4(4):282-285.

84) Abduo J, Lyons K. Considerações clínicas para aumentar a dimensão vertical oclusal: uma revisão. Aust Dent J 2012;57(1):2-10.

85) Acar YB, Ates M. Utilização direta de ancoragem de mini-implante para intruir dentes posteriores maxilares sobreerupcionados antes da preparação protética: relato de um caso. J IstanbUnivFac Dent 2016;50(1):43-50.

86) Al-Fraidi AA, Zawawi KH. Mostruário clínico. Intrusão selectiva de primeiros molares superiores sobredimensionados utilizando um dispositivo de ancoragem temporário: relato de caso. J Can Dent Assoc 2010;76:a9.

87) Arslan A, Ozdemir DN, Gursoy-Mert H, Malkondu O, Sencift K. Intrusão de um molar mandibular sobreerupcionado usando mini-parafusos e mini-implantes: um relato de caso. Aust Dent J 2010;55(4):457-61.

88) Ataoglu H, Kucukkolbasi H, Ataoglu T. Osteotomia segmentar posterior do rebordo maxilar edêntulo: uma alternativa à redução vertical. Int J Oral Maxillofac Surg

2002;31(5):558-9.

89) Baeg S, On S, Lee J, Song S. Osteotomia segmentar maxilar posterior para tratamento de espaço vertical intermaxilar insuficiente e discrepância de largura intermolar: um relato de caso. MaxillofacPlastReconstr Surg 2016;38(1):28.

90) Basutkar N, Wali O, Ahmad SA-Q, Padala HK, Kumar RS, Sheetal A, Bahru H. "Management of Severely Supra-Erupted Teeth with Endocrown: Relato de caso". Ata Scie Dent Scie 2018;2(9): 21-24.

91) Bindl A, Mörmann WH. Avaliação clínica de coroas Cerec colocadas adesivamente após 2 anos - resultados preliminares. J Adhes Dent 1999;1(3):255-65.

92) Carranza F, Newman M, Glickman I. (2018). Periodontologia clínica: WB Saunders Company; 18ª Edição; página, 64, 70, 3174, 3208.

93) Choi BH, Zhu SJ, Han SG, Huh JY, Kim BY, Jung JH A necessidade de fixação intermaxilar em contratempos de osteotomia sagital dividida com fixação por parafuso bicortical. Oral Surg Oral Med Oral Pathol Oral RadiolEndod 2005;100(3): 292-5.

94) Craddock HL. Alterações oclusais após a perda de dentes posteriores em adultos. Parte 3. Um estudo dos parâmetros clínicos associados à presença de interferências oclusais após a perda de dentes posteriores. J Prosthodont 2008;17(1):25-30.

95) Craddock HL, Franklin P. Overeruption - outro desafio? Dent Update 2005;32(10):605-8, 610.

96) Craddock HL, Youngson CC, Manogue M, Blance A. Alterações oclusais após a perda de dentes posteriores em adultos. Parte 1: um estudo de parâmetros clínicos associados à extensão e tipo de supraerupção em dentes posteriores não opostos. J Prosthodont 2007;16(6):485-94.

97) Craddock HL, Youngson CC, Manogue M, Blance A. Alterações oclusais após a perda de dentes posteriores em adultos. Parte 2. Parâmetros clínicos associados ao movimento dos dentes adjacentes ao local da perda dentária posterior. J Prosthodont 2007;16(6):495-501.

98) Dahl BL, Krogstad O, Karlsen K. Um tratamento alternativo em casos com atrito localizado avançado. J Oral Rehabil 1975;2(3):209-14.

99) Davenport JC, Basker RM, Heath JR, Ralph JP. A equação da prótese parcial removível. Br Dent J 1988;164(7):215-20.

100) De Boever JA, Carlsson GE, Klineberg IJ. Necessidade de terapia oclusal e tratamento protético no tratamento de desordens temporomandibulares. Parte I. Interferências oclusais e

ajustamento oclusal. J Oral Rehabil 2000;27(5):367-79.

101) De Boever JA, Carlsson GE, Klineberg IJ. Necessidade de terapia oclusal e tratamento protético na gestão de desordens temporomandibulares. Parte II: Perda de dentes e tratamento protético. J Oral Rehabil 2000;27(8):647-59.

102) Djemal S, Bavisha K, Gilmour G. Tratamento de um pré-molar supra-erupcionado: relato de um caso. Dent Update 2004;31(4):220-2.

103) Erverdi N, Usumez S, Solak A. Tratamento de mordida aberta de nova geração com ancoragem zigomática. Angle Orthod 2006;76(3):519-26.

104) Faggion CM Jr, Giannakopoulos NN, Listl S. Quão forte é a evidência da necessidade de restaurar espaços edêntulos posteriores delimitados em adultos? Classificação da qualidade da evidência e da força das recomendações. J Dent 2011;39(2):108-16.

105) Faot F, Ribeiro LF, Machado RM, Mello AC, Del Bel Cury AA. Estudo de casos sobre o uso de técnicas ortodônticas de ancoragem esquelética prévia à reabilitação protética. J Oral Implantol 2015;41(3):332-6.

106) Gierie WV, Paterson RL, Proffit WR. Resposta dos pré-molares humanos em erupção à aplicação de força. Arch Oral Biol 1999;44(5):423-8.

107) Grenga V, Bovi M. Intrusão melhorada por corticotomia de um molar sobreerupcionado utilizando ancoragem esquelética e cirurgia ultra-sónica. J Clin Orthod 2013;47(1):50-5.

108) Gupta SK, Pratibha PK, Bhat KM, Mutalik S, Guddattu V. Primeiros Molares Mandibulares Não Substituídos e Disfunção da Articulação Temporomandibular. Nepal J Medi Scien 2014;3(1):57-62.

109) Hakami Z. Técnicas de Intrusão Molar em Ortodontia: Uma Revisão. J Inter Oral Health 2016;8(2):302-6.

110) Jepson NJ, Allen PF. Opções curtas e pegajosas no tratamento do paciente parcialmente dentado. Br Dent J 1999;187(12):646-52.

111) Joshi U, Patil S K Siddiqua A, Thakur N. Osteotomia segmentar maxilar posterior para tratamento de dentes supra-erupcionados. Int J Dent Clin 2010;2(3):64-7.

112) Kayser AF. Arcos dentários encurtados e função oral. J Oral Rehabil 1981;8(5):457-62.

113) Kiliaridis S, Lyka I, Friede H, Carlsson GE, Ahlqwist M. Posição vertical, rotação e inclinação de molares sem antagonistas. Int J Prosthodont 2000;13(6):480-6.

114) Mahoorkar S, Puranik SN, Moldi A, Chowdhary R, Majge B. Gestão de Dentes

Posteriores Supra-erupcionados - Uma Revisão. Inter J Dent Clins 2010; 2(3):27-30.

115) Malathi K, Anand AG, Karthikeyan R, Garg S. Coronoplastia. IOSR-JDMS 2014;13(9): 64-67.

116) Marcus SE, Drury TF, Brown LJ, Zion GR. Retenção de dentes e perda de dentes na dentição permanente de adultos: Estados Unidos, 1988-1991. J Dent Res 1996;75 Spec No:684-95.

117) Matsuda K, Miyashita Y, Ikebe K, Enoki K, Kurushima Y, Mihara Y, Maeda Y. Sobreerupção de dentes que se opõem a próteses parciais removíveis: um estudo preliminar. Int J Prosthodont 2014;27(5):475-6.

118) McGuire MK, Scheyer ET, Gallerano RL. Dispositivos de ancoragem temporária para movimentação dentária: uma revisão e relatos de casos. J Periodontol 2006;77(10):1613-24.

119) Mehta S, Gupta K, Sonal S, Lodha S. "Gestão multidisciplinar do molar superior periodontalmente comprometido por supra-erupção". Scie Arch Dent Sciences 2018;1(2): 10-13.

120) Meningaud JP, Pitak-Arnnop P, Corcos L, Bertrand JC. Osteotomia segmentar posterior da maxila para colocação de implantes mandibulares: relato de caso. Oral Surg Oral Med Oral Pathol Oral RadiolEndod 2006;102(5):e1-3.

121) Meskin LH, Brown LJ. Prevalence and patterns of tooth loss in U.S. employed adult and senior populations, J Dent Educ 1988;52(12):686-91.

122) Mizrahi E, Mizrahi B. Implantes de mini-parafusos (dispositivos de ancoragem temporária): aplicações ortodônticas e pré-protéticas. J Orthod 2007;34(2):80-94.

123) Patil SA, Kulkarni S, Thakur S, Naik B. Procedimento de alongamento da coroa após terapia endodôntica intencional para correção de dentes posteriores supra-erupcionados: Série de casos com acompanhamento a longo prazo. J Indian Soc Periodontol 2016;20(1):103- 8.

124) Prakash P, Nishanth K, Jasani N, Katyal A, Nayak USK. Intrusão de molares sobreerupcionados usando mini-implantes e mola TMA: Um relato de caso. IJSS Case Reports & Reviews 2014;1(1):4-8.

125) Punde PA. Ganhar espaço inter-arcos vertical para a colocação de implantes: O protocolo cirúrgico - Série de cinco casos. J Dent Implant 2013;3:42-5.

126) Rosenstiel SF, Land MF, Fujimoto J. (2015). Prótese Dentária Fixa Contemporânea, 5ª Ed. St. Louis (MO): Mosby Elsevier. pp. 40-66, 95-113, 161.

127) Rosenstiel SF, Land MF, Crispin BJ. Agentes de cimentação dentária: Uma revisão da literatura atual. J Prosthet Dent 1998;80(3):280-301.

128) Salazar G, Serrano AF, Mazzey GO. Intrusão de um molar superior sobreerupcionado com mini implantes ortodônticos para fins restauradores de implantes. J Int Oral Health 2018;10:44-6.

129) Sevimli G, Cengiz S, Oruc MS. Endocrowns: revisão. J IstanbUnivFac Dent 2015;49(2):57-63.

130) Shafad M, Rahman S, Muddaiah S, Somaiah S, et al. Gestão do Molar Maxilar Supra Erupcionado usando um Plano de Mordida Posterior Removível Modificado - Dois Relatos de Caso. I J Adva Rese Development 2017; 2(12): 1-6.

131) Shillingburg H, Hobo S, Whitsett LD, Richard J, Susan E. Brackett. (2012). Fundamentos de Prótese Dentária Fixa. Chicago (4ª Ed), Quintessence Publishing Co; páginas 21-23, 44-55, 88.

132) Solnit GS, Aquilino SA, Jordan RD. Uma tala metálica gravada para prevenir a supererupção de dentes não opostos. J Prosthet Dent 1988;59(3):381-2.

133) Stewart K, Rudd K, Kuebker W. Clínica de prótese parcial removível. Impl Dent 1983;2(1): 94-112.

134) Sun J, Ruan W, He J, Lin X, Ci B, Yin S, Yan W. Eficácia clínica de diferentes formas marginais de endocrowns: protocolo de estudo para um ensaio controlado aleatório. Ensaios 2019;20(1):454.

135) O Glossário de Termos de Dentisteria Protética: Nona edição. J Prosthet Dent 2017;117(5S):e1-e105.

136) Tiago CM, Paulo LP, Nouer RA. Intrusão de molares com mini-implantes ortodônticos: relato de casos. RGO, Rev GaúchOdontol, Porto Alegre 2016;64(3):327- 32.

137) Tzimas K, Tsiafitsa M, Gerasimou P, Tsitrou E. Restaurações Endocrown para dentes posteriores extensamente danificados: desempenho clínico de três casos. Restor Dent Endod 2018;43(4):e38.

138) de Caxias FP, Dos Santos DM, Bannwart LC, de Moraes Melo Neto CL, Goiato MC. Classificação, histórico e perspectivas futuras da prótese maxilofacial Int J Dent. 2019;2019:8657619.

139) Goiato MC, dos Santos DM, Bannwart LC, Moreno A, Pesqueira AA, Haddad MF, dos Santos EG. Impacto psicossocial em pacientes anoftálmicos usuários de próteses oculares. Int

J Oral Maxillofac Surg 2013;42(1):113-9.

140) Coas VR, Neves AC, Rode Sde M. Avaliação da etiologia da atrofia ou perda do globo ocular. Braz Dent J 2005;16(3):243-6.

141) ACKERMAN AJ. Prótese maxilofacial. Oral Surg Oral Med Oral Pathol 1953;6(1):176-200.

142) Irish J, Sandhu N, Simpson C, Wood R, Gilbert R, Gullane P, Brown D, Goldstein D, Devins G, Barker E. Qualidade de vida em pacientes com próteses de maxilectomia. Head Neck 2009;31(6):813-21.

143) Wang RR. Prótese seccional para pacientes com maxilectomia total: um relatório clínico. J Prosthet Dent 1997;78(3):241-4.

144) Okay DJ, Genden E, Buchbinder D, Urken M. Diretrizes protéticas para a reconstrução cirúrgica da maxila: um sistema de classificação de defeitos. J Prosthet Dent 2001;86(4):352-63.

145) T. Salinas, "Reabilitação protética de defeitos da cabeça e do pescoço," Seminars in Plastic Surgery 2010;24(3):299-308.

146) A. Meenakshi e D. Shah, "-e próteses obturadoras para maxillectomia," SRM Journal of Research in Dental Sciences 2012;3(3):193-7.

147) Petrovic I, Panchal H, De Souza Franca PD, Hernandez M, McCarthy CC, Shah JP. Uma revisão sistemática de ferramentas validadas que avaliam os resultados funcionais e estéticos após a reconstrução da mandíbula com retalho livre de fíbula. Head Neck 2019;41(1):248-255.

148) Mantri SS, Mantri SP, Rathod CJ, Bhasin A. Reabilitação de um defeito segmentar mandibular com prótese maxilofacial retida por íman. Indian J Cancer 2013;50(1):21-4.

149) Ferreira JJ, Zagalo CM, Oliveira ML, Correia AM, Reis AR. Reconstrução da mandíbula: História, estado da arte e problemas persistentes. ProsthetOrthot Int 2015;39(3):182.

150) Aimaijiang Y, Otomaru T, Taniguchi H. Relações entre a capacidade de mastigação percebida, a função mastigatória objetiva e a qualidade de vida relacionada com a saúde oral em pacientes com mandibulectomia ou glossectomia com uma prótese dento-maxilar. J Prosthodont Res 2016;60(2):92-7.

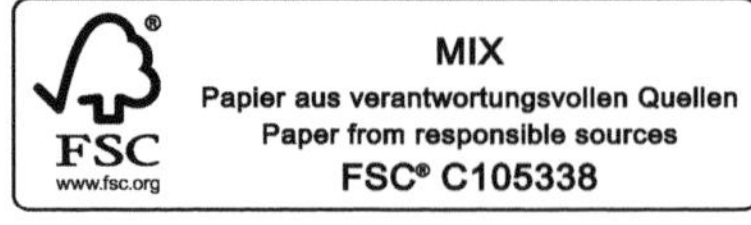

Printed by Books on Demand GmbH, Norderstedt / Germany